版权声明

心理治疗中的首次访谈

Where to Start and What to Ask: An Assessment Handbook

〔美〕苏珊·卢卡斯（Susan Lukas）／著

邵　啸／译

中国轻工业出版社

图书在版编目（CIP）数据

心理治疗中的首次访谈／（美）卢卡斯（Lukas,
S.）著；邵啸译. —北京：中国轻工业出版社，2014.12
（2025.5重印）

ISBN 978-7-5019-9938-5

Ⅰ. ①心… Ⅱ. ①卢… ②邵… Ⅲ. ①精神疗法
Ⅳ. ①R749.055

中国版本图书馆CIP数据核字（2014）第227128号

责任编辑：刘 雅　　　　责任终审：杜文勇
文字编辑：罗运轴　　　　责任校对：刘志颖
策划编辑：阎 兰　　　　责任监印：吴维斌

出版发行：中国轻工业出版社（北京鲁谷东街5号，邮编：100040）
印　　刷：三河市鑫金马印装有限公司
经　　销：各地新华书店
版　　次：2025年5月第1版第11次印刷
开　　本：710×1000　1/16　印张：12.5
字　　数：126千字
书　　号：ISBN 978-7-5019-9938-5　定价：30.00元
读者热线：010-65181109
发行电话：010-85119832　　010-85119912
网　　址：http://www.chlip.com.cn　http://www.wqedu.com
电子信箱：1012305542@qq.com

译者序

关于本书

细心的读者可能会发现以下两点事实：首先，本书的作者 Susan Lukas 女士不幸在 2008 年于纽约离世，距今已有 6 年；其次，Lukas 女士既不是精神科医师也不是心理学家，而是一位职业临床社工。即便如此，原书《Where to Start and What to Ask》至今仍然在亚马逊网站上热销。由此，我们便能够对本书和作者所得到的认可有一个初步的了解。

在我们阅读本书的过程中，亲切质朴的语言仿佛让 Lukas 女士慈祥和蔼的音容笑貌得以再现。作为经验丰富而又颇具耐心的一位老师，作者不仅是在指导着我们如何有条不紊地准备并完成多种临床情境下的首次访谈，更重要的是，她也是在体谅和安抚着正在学习的我们的那颗紧张和焦虑的心。

俗话说，万事开头难，而对于刚刚步入心理治疗和咨询领域的初学者来说，接待平生的第一位来访者，尤其是与来访者第一次会面的首次访谈，更是难上加难。我曾经认识一些治疗师，学习了很多年的理论，甚至也参加过一系列观摩，但是，迫于对第一次治疗的恐惧，他们迟迟不能正式开始自己的职业生涯。同样，对我自己来说，回忆第一次接待来访者之前那几天的情景至今也仍然让我心有余悸。然而，各位读者想必都非常清楚，像许多其他的行业一样，心理治疗和咨询这门学问和艺术必须要在实践中学习才更有意义，不去分别作为治疗师和来访者亲身投入到治疗过程之中，不去亲身感受那充满着张力和悲喜的漩涡，我们就会一直停留在纸上谈兵的阶段，而无法从理论和技术的学习过程中获得太多收获。

　　除去个别新手治疗师的心理素质过于强大之外，首次访谈所伴随着的第二个困境就是，心理治疗和咨询是人与人之间的交流，是心与心之间，情感与情感之间的碰撞。于是，我们在首次会面时越是感到紧张和焦虑，我们给来访者留下的第一印象也就有可能随之变得越发糟糕，来访者在感受到了这些负面情绪之后把自己"托付"给我们的可能性也就越小，而我们对来访者脱落的担忧或者来访者在首次访谈后脱落的真实经历对我们的打击也就越大，最后就会让我们变得更加紧张和焦虑。

　　摆脱以上两种恶性循环的方法自然是多方面的，包括在正式开始实习之前接受正规而系统的学习和训练，包括在可能的情况下拥有一位让自己放心的督导和与自己匹配的个人体验师，但能够在手边拥有并阅读这样一本针对第一次治疗或咨询——也就是首次访谈的指导手册无疑会让我们感到更加从容和淡定。

　　最后，尽管本书的受众相对偏向临床领域的心理治疗师，但是稍加阅读你就不难发现，无论你所处工作的设置是医院、学校、公司还是私人营业，也无论你的理论取向是动力学、人本、家庭还是 CBT，本书都能让你受益匪浅。另外，本书涉及的一些主题，如伴侣治疗和物质滥用等，有可能在表面上跟你当下的工作设置距离较远，但是阅读和了解它们不仅能够帮助你加深对于心理治疗的理解，还能够拓宽你当前和未来工作的选择范围。

关于行业

　　樊富珉老师曾经说过一句对我触动很深的话："我已经快要退休了，在心理咨询的这个领域，拓荒者的时代大概快要结束了。我们这一代的任务也已经完成了，就是提供一个比较安全的环境，保护你们这些小苗能够有条件成长，后面就看你们的了。"除了樊老师广大的胸怀、奉献的精神和满满的正能量之外，让我思绪特别万千的是当下心理治疗和咨询领域不尽人意的现状。虽然蛮荒时代已然过去，但不可否认的是，我们所在的这个领域仍然处于一个良莠不齐、龙蛇混杂，乃至乌烟瘴气的黑暗时代。

　　我们目睹着一些精神科医师堂而皇之地迎娶着自己的病人；我们目睹着一些治疗师在治疗失败后义正言辞地贬低着自己的来访者；我们目睹着一些咨询师在末路出家

和缺少最低限度的经验和训练的情况下收取天价咨询费并以此大肆炫耀；我们目睹着一些机构和个人通过媒体进行炒作把心理健康事业当作娱乐业和商业来经营；我们目睹着不少诚心诚意致力于踏进这一领域的同志迫于权力和利益角斗下的"制度"所限难以找到机会实习和从业；我们还目睹着不少迫切需要接受治疗或咨询的痛苦灵魂在经历过一次有失水准的咨询体验之后留下了创伤不愿再次踏入治疗室的大门。

然而，如同各位读者一样，对于这个行业我始终充满着希望，并且愿意为之付出努力，愿意为之忍受磨难。因为我相信，冬天来了春天就不会再遥远。因为我相信，黎明前的黑暗只会更加激励我们去寻找光明。

关于翻译

我对于翻译工作最初的印象源自于我的初中语文老师沙莉先生关于"信、达、雅"的阐释，这些理解在我心中仍然印象深刻。至今，我也已经全职或兼职地从事英语教学工作有将近 10 年的时间。由于以上两点，在作为一名心理治疗和咨询领域的译者之前，我首先是这类译作的一名十分挑剔的读者。那些不尽人意的译作大致属于如下三类：第一类，文字含义忠实原文并且专业术语使用得当，但中文表达僵硬使其可读性较低；第二类，文笔通顺乃至优雅，但其含义和内容与原文差别较大；第三类，抛弃"信、达、雅"，而使用翻译软件的产物。

在翻译本书的过程中，"信"是竭尽所能的，"达"是量力而为的，"雅"是可有可无的。抛开个人在文学水平上的局限，也抛开本书是专业性很强的工作手册而非用于陶冶情操的小说散文，不是因为文字上的优美在我眼中不重要，也不是因为我不想顾及读者阅读时的舒适度，而是因为我自己，包括我身边的其他心理治疗师和咨询师都曾经是上文中第二类译作的受害者：它们的中文读起来让人欣欣然，从而骗取了我们对于翻译质量的深信不疑，可若干年后当我们有机会参阅原著时就会恍然大悟地感叹"我的天！竟然原书说的不是译文那个意思！"

最后，对于本书中翻译不当的地方，恳请各位读者、同行、老师和前辈能够耐心地批评和指正，提出您的宝贵意见。

关于感谢

感谢本书的编辑阎兰女士给了我机会和信任独立完成本书的翻译，并且在翻译的全过程中给予支持和宽容而非逼迫和挑剔。感谢我曾经的治疗师刘丹博士、我的分析师 Mark Spergel、我的督导 Ralph Fishkin 和我的每一位来访者，是你们让我能够朝着心理的治疗真谛越走越近。感谢我初中的语文老师沙莉先生，是您让我产生并维持写作和阅读的兴趣，也是您作为我意识层面的第一位"好客体"，让我对世界和人生的看法不那么黑暗。感谢 April 在阅读翻译初稿时提出的意见。感谢我的父母。

引言：关于本书的"如何"与"为何"

◇ *THE HOW AND WHY OF THIS BOOK: AN INTRODUCTION*

在我职业生涯刚刚开始的时候，我还是一名社工硕士（MSW）项目的学生。当时，我问我的督导：对初出茅庐的临床工作者来说，究竟什么才是最重要的？"首先，"他回答说，"你需要了解你的来访者。"尽管这个回答听起来有些油滑，但是它确实体现了良好治疗和有效干预的最高原则。

不仅如此，督导的回答帮我聚焦在了"心理治疗[1] 应如何开始"这个问题上，进而也让我不再时时刻刻都那么焦虑了。从听到他答案的那天起，我就感觉好了一些。后来，我很快发现了，其实很多同学都有着与我类似的体验。一些焦虑固然是无法避免的，然而一些焦虑却也是非常有益的。这些焦虑会让我们在知识和权威面前保持谦虚，也会让我们及时地向督导寻求帮助和指导。

我们向督导报告来访者[2] 真实信息的能力越强，我们向督导呈现自身对来访者印象的水平越高，督导也就越能帮我们将这些材料转化成对于来访者问题和需求的理解。本书的目的恰恰在于，帮助你用一种简洁、全面、系统的方法来完成信息收集的工作，从而消除你的一些焦虑。

本书不会告诉你所有问题的"答案"，相反，它**将会**为你提供许多问题，为你描

---

[1] 在国内尽管很多情况下心理咨询治疗和心理治疗具有等同的含义，但是在美国"therapy"和"counseling"之间存在一定差异。在通常意义下，它们具有不同的受众，解决的是不同的问题，采用的是不同的方法，并且由不同专业和不同职业的人来实施。近些年来，两者之间的边界正在不断模糊，重合的范围正在不断扩大。细心的读者已经发现了，本书的作者 Susan Lukas 是临床社工出身，所以书中涉及的内容更加偏向治疗而非咨询。——译者注

[2] 因为我所接受的是社工专业的训练，在本书中我始终都会把那些接受服务的对象称为**来访者**。根据你在接受训练或从业时所处的设置不同，你也许更习惯把你的服务对象称为**病人**。

述什么情景适合你去问这些问题。当然，这并不意味着所有的这些问题你都要挨个去问来访者。其中的一些问题应该是你在访谈之后去问自己的，也有一些问题是你要与你的督导进行讨论的，还有一些问题也许是你永远都没有机会去问的。本书的意义仅仅在于，让你在有需要的时候能够从书中找到这些问题。

你最有可能需要这些问题的时候，是临床上所说的**评估阶段**（assessment phase）。评估阶段的目的在于帮助你和你的督导做出准确的诊断，进而制订谨慎而负责的治疗计划。在一些机构中，评估阶段是规章制度的一部分，也就是说，你被要求在初始访谈中以书面的形式①记述如下内容：来访者所呈现问题的本质，来访者的背景和成长史，你对于潜在的病理的理解（如果有的话），以及你对于所在机构提供的服务和来访者预期的需求之间匹配度的初步判断。

以上这段内容无疑会引发你更多的疑问，其中首当其冲的也许就是：我需要完全依靠自己来完成这些工作吗？答案是否定的。你会得到很多帮助，尤其是从你的督导那里。而且，在你所参加的各类课程当中，你也会发现有很多内容能够有针对性地帮助你完成上述评估，并且做出相应的判断。

不幸的是，从督导和课程中得到的帮助基本都要在你开始访谈之后才会出现，而且就算你已经开始接受督导了，你得到的帮助也永远都无法令你满足。那么为什么还会这样去做呢？

首先，你的督导是个大忙人。他们有很多自己的个案，还经常承担着一些行政职务，而且还要去督导其他人，于是他们需要记住很多很多的案例。另外，因为你和你的督导都有自己的时间安排，而你和督导在一起工作的时间又很有限，所以，对你来说至关重要的一点在于，在和督导一起的有限时间里提供尽可能多的信息。

其次，除非你所在的机构允许你对访谈进行录音（这种做法会带来一些尖锐的伦理和临床方面的问题），否则你的督导不可能**准确地**知道访谈中究竟发生了什么。你

---

① 在你所处的机构中，书面形式的档案记录有可能被叫做评估报告、综合评估报告或诊断评估报告等其他名字。再次，因为我所接受的是社工专业的训练，这种书面记录在本书中将被叫做**生物心理社会评估**。

可以将谈话的过程写下来，比较详细地记录一些或大部分访谈过程中发生的对话，甚至你还可以记录来访者在说话时的表现和你在当时的感受。但是，无论你多么努力地记录和回忆，总要有一些东西会被丢掉和错过。不仅如此，因为你的督导完全有可能永远不会真的见到这名来访者（这也有例外，比如案例是由你的督导转介给你的，或是你的工作设置允许机构中的其他工作人员与来访者见面），所以，你的督导将极度依赖你所提供的信息。

因此，在刚刚开始访谈的时候，你会在一段时间内感受到极大的焦虑。你将会担心下一步应该做什么、说什么，可是，与此同时，你还要努力去听、去看、去想、去注意你的感受并去理解这些感受的意义。简而言之，你将不得不学会忍受那种**无知**（not knowing）的感觉。

如果你觉得上面这段话听起来太过抽象或是显得过于哲学，请放心，事情并非如此。很快你就将会迎来自己的来访者并且与他们进行访谈，他们① 很痛苦，他们曾在生命中数次体验到不可思议的缺失，他们需要得到答案，或是至少看起来需要得到答案。而这时你将会感受到一种强烈的欲望，想要做点什么，想让他们安心，想说些能够让他们马上感觉好一点的话。那么为什么不能这样去做呢？

这个问题的答案相当直接。在大多数情况下，你并不了解你面前的这个人。或许你读过他的档案，或许你手里有一些关于他的背景信息，但是你根本就不真正了解他。或许你对他有一些直觉和猜测，但是你并不**真正知道**他的生活是什么样子，不知道什么能让他得到安慰，什么反而会让他感到害怕。因此，你根本无法预计你将提供的信息和建议会给来访者带来怎样的影响。在最好的情况下，你的那些有益的评论也

---

① 在本书中，来访者（单数）的性别会根据章节序号的奇偶性做出调整，轮换使用"他"和"她"进行指代。在全书中，治疗师将用"她"进行指代。这种安排与统计数据无关，也与逻辑或政治无关。这样做仅仅是为了让这本书便于阅读而已。显然，你随时可以根据自己的判断和经验对本书中的人称代词进行适当的调整。

本书的一些章节会用到"父母"和"家长"这两个词。我希望你不会在常识的驱使下妄加判断，而是能够提醒自己，一个孩子的父母或家长不一定与他有**血缘关系**，甚至在有的时候不一定由一男一女组成，当然也更不一定由两个人组成。

许会被忽视，或是就像甜蜜的谎言一样让来访者在本应继续探索的时候提前放松了警惕。在最糟的情况下，你提供的内容对来访者和他周围的人来说也许很危险。我这样说并不是要吓唬你，而是要让你意识到每个来访者都是独特的，要让你认识到人类的心灵是微妙的、复杂的、最最值得我们去尊重的。

说了这么多，让你看到了你在获得帮助的过程中将会遇到的困境和局限，现在我来解释一下本书的写作意义。第一，它能够帮助你抵制那种想要做出不成熟假设的冲动；第二，它会帮助你抵挡那些在等待和无知中产生的无助感和沮丧感；第三，它会指导你如何去探索面前坐着的究竟是怎样的一个人；第四，它将引导你进行不同类型的访谈并且向你提供一些相应的标准化评估工具；第五，它会指出你需要知道些什么，如何才能知道这些，以及下一步应该知道些什么。所有这些都将帮助你掌握建立和撰写文档的能力，从而让你、你的督导和你的治疗团队能够通过这份文档来回答一个至关重要的问题：对于这样的一个独特的来访者，究竟怎么做才是真正具有治疗意义的？

在我们正式开始介绍评估阶段之前，我还要就本书的一些倾向和背景说两句。首先，本书假设，你所工作的心理健康诊所服务于来自不同文化、不同种族、男女老幼的众多来访者。因此，有时你会发现，你需要让评估过程尽量去适应你的临床设置，适应某些独特的环境，以及适应你的来访者。

其次，尽管我本人接受的是心理动力学取向治疗的训练，本书也会在无意间偶尔浮现出一些动力学取向的痕迹，但是，这不意味着本书旨在表现特定的治疗理论或观点。每个专业学派甚至每个学派的分支都是不同的。对于特定的治疗模式来说（如，团体治疗、个体治疗、家庭治疗），每个专家对于什么有用什么没用都有着他们自己的信念，而你也很可能有你自己的个人倾向。也许，从某种程度上说，一个学派连同这一学派的成员们代表着某位理论家的地盘（如，经典 Freud 思想、自体心理学、客体关系、行为主义、某些组合学派或是其他的一些学派）。然而，不论你是什么取向，属于什么学派，一份可靠而且全面的评估都是至关重要的。

如果你到现在仍然在怀疑自己是否有能力忍受评估过程中的无知感，那么下面这两条信息也许会对你有些帮助。

　　第一条信息**似乎**是明摆着的，但是在你面对第一位来访者时却又很容易忘记它：记住，坐在你对面的那个人可能已经有这些问题很久了。即使你面对的人是孩子，或者他刚刚经历过创伤，又或者你与一个家庭工作，眼前的这些内心特点和人际特征也都已经存在了一段时间了。改变是需要时间的。你既不是奇迹的创造者也不是魔法师，而且你所从事的工作需要双方共同的努力。也就是说，你和你的来访者将会共同工作以理解当下这些解决问题的方法到底哪些有用哪些没用。然而，共同努力的内在含义是，你需要理解来访者已经发展出了，或是天生就具有了一些处理这些问题的力量。在评估过程中极为重要的一点是，你要去发现这些力量并且帮助来访者认识它们和依靠它们。如果你在面对第一位来访者时怀疑这些力量是否存在，请记住：不论这位来访者看起来多么心理失常，他都具有交谈、工作、甚至娱乐的能力，并且也在某种程度上继续着他的生活。你还需要记住：即使这个人看起来已经丧失了诸多的社会功能，在他的内心世界中，也始终都有着一种声音，希望自己变得健康，否则，他根本活不到今天。

　　最后，如果你还没准备好，或者说在某种程度上你仍质疑着自己从业或实习的权利。此时很重要的一点在于，请记住：相比于机构中正式的治疗师，你的个案负担很轻，也就因此有更多的时间和精力投注给每位来访者。不仅如此，你的关爱、你的奉献、你的兴趣都会大大有利于你和来访者之间关系的建立，而这种关系恰恰又正是每位来访者能够接受帮助的基石。

目 录
CONTENTS

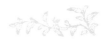

第一章　如何与成人进行首次访谈

1◇HOW TO CONDUCT THE FIRST INTERVIEW WITH AN ADULT

在铺垫和准备的工作结束之后，现在我们要开始专注于首次访谈 ① （ first interview ）了。面对不同类型的来访者和不同类型的问题，本书将会描述很多不同类型的"首次访谈"。然而，无论如何，首次访谈的目标永远都是相同的：

● 首先，要允许来访者用自己的话告诉你她自己的故事。也许在初访之前你已经读过大量的关于来访者的文档，然而，你仍然非常有必要去聆听和打探来访者想要接受治疗的原因，了解**来访者**如何看待她自己的问题。当然，这完全不意味着你有必要接受或同意来访者对于问题的分析和解释。这仅仅意味着你需要听来访者亲自去讲述这些内容。

● 其次，要让来访者知道你理解她的想法，即使是她觉得自己不需要治疗的这种想法。这涉及细心地、认真地聆听来访者告诉你的事情，进而通过一些回应表示你收到了她的信息，比如"你是说你和丈夫之间的关系遇到了问题吗？"或者"也许你的意思是说你真的宁愿自己没来接受过治疗？"

你需要让来访者认识到，你是一位对她说的话很感兴趣的倾听者，并且正在努力地理解她。这在任何类型的治疗中对于增加来访者参与和卷入的程度来说都是至关重要的第一步。如果你不同意来访者对问题的认识，那现在还没到表达你异议的时机。如果是家庭治疗，你也许要用一种不同的框架来重申家庭对于问题的理解，但这属于与家庭进行首次访谈那部分的内容。眼下，请记住，任何首次访谈的首要目的就在于：倾听，并且让来访者知道你正在尽力理解她。

如果你能够时刻都记着以上的那句话，下面我们就可以继续成人的首次访谈了。本章也许本该叫做"与**自荐**成人的首次访谈"，因为本章主要涉及的是那些由于认识到了自己有可能需要尝试一下心理治疗主动前来求助的来访者。此处的关键词是"有可能需要尝试一下心理治疗"。这意味着一个人觉得她在某个问题上需要帮助，但这**不**意味着她必须要知道如何定义她正在面临的问题，这也**不**意味着她必然已经了解了

---

① 本书中会使用首次访谈和初始访谈这两个不同的概念。其中，初始访谈是指包括首次访谈在内的前一次或几次以访谈为主要目标的治疗小节。——译者注

心理治疗是什么以及心理治疗是否能帮她解决问题，这当然更**不**意味着她必须想让你成为她的治疗师。帮助来访者明白这些事是你工作的一部分。但是，在你开始之前——事实上是在来访者走进治疗室之前——你必须让自己做好准备。

在很多机构里，你需要做的准备之一就是阅读与来访者有关的文档。也许，这不过是两三行来访者主诉的摘要和一个你可以用来约定见面时间的电话号码。与之相对，如果这是一个转介过来的个案，你将有可能面对一大堆的文件，包括疾病历史、精神科评估、精神状态检查报告、先前治疗师做出的生物心理社会评估报告、先前治疗师的治疗进度记录、心理测验的结果报告、诊断代码①，以及很多种其他类型的信息。

不论文档是一页还是五十页，你的反应都应该是相同的：我不知道我需要知道些什么。你要开始为自己做些笔记。笔记可以从那些你在给来访者打电话安排见面之前最想了解的问题开始。举例来说，如果有可能的话，你也许想要进一步澄清来访者当前的问题，因为这样你就能确定她是不是来对了地方。你也许想要看看有没有人告诉过她治疗的费用已经变了。又或者，如果这个案例涉及不只一位来访者，你也许想要问清楚都有谁应该来参加首次访谈。你应该向你的督导提出这些问题，或者请教一下那位最初接来访者电话的人。

在初始访谈之前要向你的督导问什么

1. 任何你在阅读来访者案例记录时想到的问题。

2. 都有谁应该参加初始访谈。

3. 治疗应该持续多少次。

4. 治疗的频率应该是多少。

5. 如何进行自我介绍。

6. 什么时候记录初始访谈中涉及的内容，怎样记录。

---

① 诊断代码是精神卫生领域内用以对各类疾患进行分类和标识的一套编号系统，DSM 和 ICD 体系都涉及诊断代码。——译者注

另外，如果你有一大堆记录需要阅读，那就先问问自己，记录中缺少了什么信息。如果没有疾病历史，那么为什么没有？（在第三章你将了解到更多的疾病历史的意义。）如果来访者之前曾在其他机构接受过治疗，那么你所在的机构有没有向之前的机构索要过治疗记录？如果已经索要了，那么记录是否已经寄到了？如果来访者正在接受药物治疗，那么他吃的是什么药物？剂量多少？谁开的药？你要从一些基本事实开始做笔记：年龄、种族、家庭成员、主诉、智商分数、诊断，等等。请开始在你的脑海中为这位来访者建立一份档案，提出一些问题，完成你应做的功课——然后再在你的发现中加入适量而有益的怀疑。

为什么？因为你的工作是要去发现这位来访者**究竟**是什么样子，而文档中提供的信息的有效性和准确性会受到报告者个人能力和悟性的限制。举例来说，智商分数很容易受到受测时来访者精神状态的影响。医生不同，诊断目的不同，来访者接受诊断时的环境不同，诊断的结果都会由此而受到影响。信息和资料也许是用英文记录的，而来访者的母语却是西班牙语、中文或波斯语。医疗信息中也许只包含了当地医院的急诊室记录，却没有提供来访者主治医师所做的记录。不仅如此，在你所正在阅读的文档的背后，也许暗藏着其他临床工作者的经验不足，以及他们对这位来访者的偏见或敌意。既然你不知道背后究竟是什么因素在起作用，那么很重要的一点就是，你需要对记录中的那些前后不一致的信息保持警觉和怀疑。

如果你被要求去给来访者打电话，请记住你们的关系从她拿起话筒的那一刻就开始了。你要显得足够专业，足够关心，但请记住，打电话的目的不是进行电话心理治疗，而是约定一个彼此都方便的时间见面。来访者也许会焦虑，然而，不要想当然地认为你知道她在焦虑什么。另外，请你再次记住，向别人寻求帮助并不是件容易的事。

于是，让我们假设你现在已经安排好了首次访谈。下一步呢？如果你幸运到能有自己的办公室的话，请环顾四周然后问问自己，你觉得到这里怎么样。如果你的来访者有可能带孩子过来，那是否在你和父母谈话的时候，这里有没有能给孩子玩的东西？如果来访者坐着轮椅，那么她能进得了门吗？还是说你需要在其他办公室见她？

如果来访者的英语不够好，那么找个翻译是会让她安心还是会觉得被侮辱？最后，你的桌上有没有你的伴侣或孩子的照片或是一些私人纪念物？如果有的话，那么最好先问问你的督导对此的意见，因为这些照片和纪念物都与你是怎样一个人有关，但与来访者无关。而且你根本不知道来访者会赋予这些东西怎样的意义，你也不了解来访者在见到它们之后会怎么看待你。

现在，你已经准备好进行首次访谈了。下一个问题是：你要怎么记住来访者告诉你的内容？不同的学派对此有着不同的看法：

- 永远不要记笔记，注意听就好；
- 永远在手边放好垫板和笔，以便草草记下那些能够唤起你记忆的只言片语；
- 录音；
- 不要录音。

你的答案很可能取决于你所在机构的态度和你对自己是否会焦虑和分心的判断。即使你所在的机构在总体上认为录音是个坏主意——因为这看起来太不人性，并且也会分散你对来访者的注意力——但是，这对首次访谈来说一定可以有例外。你需要得到一些基本资料，而且这些资料要准确。一种选择是，告知来访者你记笔记的目的是为了准确地记录信息，然后问问来访者对此是否介意。大多数来访者都会说"不"，然而，如果有人表示介意，这就意味着你需要为自己培养一个新习惯：每次访谈后记**一些**笔记。**一些**在这里被强调是因为你不会总是有时间去写下所有的内容。如果经常练习记下 5 ～ 6 个关键的短语和你的观察，那么你就很可能据此重新组织和回忆起很多治疗过程中发生的事情。

现在你已经准备好和来访者打招呼了。这一时刻非常重要。尽管具体情况会稍微受到你们见面时的环境和人数的影响，但是，基本的原则在于，你要表现出礼貌和兴趣，并且清晰地传递这样一条信息：这是一种工作关系而不是社交关系。

你应该尽可能每次都出去迎接来访者而不是让接待员把她差遣到你的办公室。你是应该比较正式地还是比较随意地介绍自己？"我是 Lukas 女士"，还是"我是 Susan Lucas"，还是"我是 Susan"？对此，人们持有着不同的意见。人们同样对于是否应该与来访者握手持有着不同的看法。你的督导也许会觉得任何肢体接触都可能传递出一种对治疗有误导性或是潜在威胁的信息，也许他会觉得这并无大碍。这取决于你的督导在临床方面的个人观点，也取决于来访者前来接受治疗时的具体情境。因此，所有这些问题都应该在首次访谈之前就得到充分的讨论。

和来访者打过招呼之后，在你引领她走向办公室的时候，你应该记住：访谈已经开始了。认真听来访者在说些什么，并且在心中记下你对她的第一印象。在你把来访者让进屋的时候，注意她对你办公室的反应。她说了什么？她选择坐在哪？她是怎么选座位的？（如果可能的话，你应该让来访者的位置面向你，而距离恰好可以让她以正常的音量说话，却又不会近到让她觉得你能够触碰到她。如果在来访者所处的文化中触碰他人的手臂是友好和兴趣的象征，那么只要**她**愿意就可以把椅子挪得离你近一点。）她是等着你来提示她坐下吗？她坐在椅子的前沿吗？她看起来邋遢吗？

请努力让来访者觉得更加舒适。告诉她外套可以挂在哪。建议她坐另一个座位也许会更舒服些。但是，请记住：如果来访者选择不去这样做，你就不应该敦促她。我们的目标是"从来访者开始"，而不是期待来访者按你的方式开始。你应该关心**来访者**觉得自己怎样更舒适，而不是你觉得她怎样更舒适。

一旦来访者坐定，谈什么就可以由着她了。你要做的则是保持密切的关注。通常，来访者谈到的第一件事情是最重要的。如果她不说话，你则可以再次自我介绍一下，这次可以说一下你正处于实习阶段这类事实方面的信息（或者在见习、是学生，或者任何学校和机构希望你对自己的表述）。如果你清楚自己只能在当前机构中呆不太长的一段时间，那就去问问你的督导或者校方的有关人员应该怎么向来访者告知这个情况。有些人认为最好在一开始就让来访者知道你是一名学生并且会在某个时候离开当前的机构。另一些人则觉得最好先表现得像是机构的普通员工，等治疗进行到一定程度，来访者的卷入程度比较高了之后再告诉她实情。在这个问题上，你需要找到让你舒服的解决方法，但最好是能在开始访谈之前就确定好后面要怎么做。

有些来访者也许会在这个问题上和你纠缠。他们也许会想知道关于你资质的更多内容，或者他们会说他们其实"期待见到的是医生"。也许，你需要对机构运作的相关制度以及工作人员的组成做出一些解释。也许，这将会引发一场关于来访者先前治疗经历的讨论。然而，总体来说，最好不要对**你**的身份做过多的讨论。比如，有些来访者会说他们觉得你太年轻了（或者太老了）理解不了他们的问题，有些来访者会觉得如果你没有孩子就没法真正体会为人父母的感觉。通常来说，在之后的几次访谈内，这些顾虑都会随着你所表现出的兴趣和专业水准而烟消云散。在此期间，除非你觉得应该，或是被要求必须，否则你需要尽可能少地暴露自己的个人信息。为了做到这一点，你可以解释说治疗的目的是帮助来访者理解她所面临的困难。如果你觉得这么说显得太冷漠，那么请记住：一切关注的焦点只应该是**来访者**的需求，以及这些需求应怎样得到最好的满足。

　　为了让来访者也了解到这一原则，一种方法就是帮助来访者开始谈论她来做治疗的原因。你可以直接问这个问题。或者，如果你已经从治疗登记表中对她当下的境遇有了一些了解，也可以这样引导来访者，"我了解到你丈夫在两个月前去世了。你能多说说这件事吗？"记住，无论你已经知道了多少，访谈的目的都是让来访者用她自己的话告诉你她的故事。

　　还有，在她说话的时候，你最重要的任务是倾听，而并非把你自己的解读和感觉强加到来访者的表达上。这就是说，来访者也许会给你描述一个让**你**觉得愤怒、害怕或无助的情景。然而，你的感觉并不一定是**来访者**的感觉。因此，你需要尽可能用情感中性的语言来回应来访者，而远离那些情感深刻或内涵丰富的词语，如"暴怒的"、"无能的"或是"是我的话就会觉得……"并且，要避免使用临床术语，如"抑郁"、"焦虑"或"负罪感"。让来访者告诉你她正在经历的事情，而你只需要倾听和说一些类似于"那听起来对你来说很困难"，或"我能注意到这对你来说是很痛苦的"的话。让来访者自己去定义对她来说"困难"意味着什么，而"痛苦"又意味着什么。

　　这听起来好似是在说，你应该在来访者讲她的故事的时候保持沉默。并非如此。你可以试着想象一下，你刚刚来到一个陌生的国家，你正在努力去理解当地的风俗习惯。如果来访者来自与你不同的种族、信仰或社会环境，那你和她就不仅有着不同的价值观，还有着不同的文化。你的工作恰恰就是要认识到这一点，从而不去用你的文化背景和价值观去评价她的经历。不仅如此，你还将探索她个人生活中独特的各个方面。任何时候你都可以就她的经历进行提问。比如，"Mary 是你的嫂子吗？"，"你经常搬家吗？"，或者"听起来在你妈妈去世后事情都变得大不相同了"。记住，来访者会喜欢你对她的兴趣，让她帮忙澄清"谁、什么、何时、怎样"这类信息正是一种表达这种兴趣的方法。

然而，你应该避免去问"为什么"。比如，"你爸爸为什么那么做？"，"你为什么有那种感觉？"，或是"你为什么不能告诉你弟弟？"这些问题需要人们理解事情背后的动机，也需要来访者对自己和他人的行为具有洞察力。这些问题也相当于含蓄地让来访者清晰地表达她的感受。她也许会自发地这样做，但你最好不要要求她表达自己的感受。总之，有很多原因让我们在这个阶段先不去问为什么。

首先也是最为明显的原因是：来访者也许并不知道答案。也许她以前从来没思考过这个问题。这种情况的风险是，她有可能会觉得自己很笨，而这肯定不是你想让她有的感觉。第二种情况是：她也许知道答案但答案正是她内心冲突的源头。于是她会不想和你谈这个，而你给她留下的印象就是，心理治疗将强迫她谈论她还没准备好去谈的事情。

第三种可能是：她告诉你的事远远超过了她最初的打算。这时，你可能会觉得你们正在进行一次美妙的访谈，来访者非常"开放"，并且"能够触及很多自身的情感"。然而，这种情况的风险在于，你也许再也见不到她了。她也许会觉得"被掏空了"，觉得秘密都被和盘托出，觉得又害怕又屈辱，因为她把内心深处的想法都告诉了一个陌生人。记住：她有权利——你也有义务——保护她的隐私情感免遭过早的侵入，尤其是因为此时你还尚未评估过这种暴露会对她的社会功能有着怎样的影响。

总而言之，你只应该询问那些来访者不用触及自身感受和动机就能够回答的事实和信息。毕竟，如果她清楚自己的感受，可能她就不用因为这个问题前来求助了。不仅如此，由于你很可能一直要与那种做解释和做结论的欲望做抗争，问"为什么"也可能会诱使你对来访者的问题做出过早的判断。

> ### 记住
>
> 问题的形式可以是"谁、什么时候、在哪、怎么",但不能是"为什么"。

那么,在首次访谈中,你究竟要收集什么样的信息呢?首先是要听她如何描述自己为什么**现在**来做治疗而不是六个月前或六年前[这在临床上叫做"表征问题(presenting problem)"]。如果你没有来访者的基本资料,那么你需要问:名字、年龄、婚姻状况、职业,以及现在和谁一起住,在哪住,以往的心理治疗经历,关于原生家庭的一些初步信息。你还需要了解她的支持系统:她有没有朋友?有没有亲戚住在她家附近?在公司里她和同事的工作关系好不好?这些问题的答案有很多都会在访谈中自发地呈现,但如果没有的话,你就需要去问。

在本次治疗的末尾,你需要留出足够的时间从而了解一下来访者有什么问题想要问你。而且你还要问来访者愿不愿意下次再来,从而能进一步谈论她的问题。也许你可以通过说出你的发现来帮她下决定,比如说你了解到她正在因为父亲去世带来的感受而挣扎,或是说你注意到她在和孩子之间出现矛盾时不太知道应该如何处理。

到此为止,我们的目标在于,通过努力,对来访者呈现的表征问题用来访者觉得正确的语言和她达成一个共同定义。在最理想的情况下,来访者会做出类似于"这正好就是我本来想说的"的回应。然而,如果你们没能达成一个共同定义,也不要太气馁,因为毕竟你才刚刚接触这一行。这时最好的办法是建议来访者下次再来,这样才能进一步探索和澄清她需要帮助的地方是什么。

如果来访者确实想要继续接受治疗,你就需要安排下次见面的时间。另外,如果机构要求的话,你需要她签一些与服务有关的协议。也许你们还要讨论费用、保险以及其他一些相关的文书问题。

也许来访者会就保密协议问你这样一个问题:都有谁会知道你和来访者之间对话的内容?在后文中,我们将在不同情境下反复讨论这一主题。现在你只需要知道,虽然通常说我们要不惜一切代价保护来访者的隐私,然而在实践中这是有例外的。比如,如果机构中有专门的团队负责做出治疗决定,那么信息通常会被分享。另外,如果治疗师是接受训练的学生，通常会有很多研讨会或者案例团体讨论。更为重要的是，在来访者或其他人的人身安全面临危险的时候，法律规定你有权不再遵守保密协议。

你应该事先和你的督导讨论这些问题。你需要找出哪些情况是例外，得到一个总体的指导方针。这样，在你和来访者谈论机构对于保密问题的相关制度时，你就会有所准备并且能够做到轻松自如。通常，在就例外进行说明之后，你应该让来访者放心，任何与她相关的信息不经她同意都不会从机构泄露出去。

保密原则

1. 查清楚在什么情况下相关法律不再要求你遵守保密原则。

2. 除特殊情况外，在把来访者信息分享给其他机构之前始终要先获得她的书面同意。

3. 在你打电话而电话内容与来访者有关时，始终记住，即使是来访者正在接受心理治疗这件事本身也应该保密，只有征得她的同意才能让别人知道。

4. 当你在机构之外报告案例的时候，为了保护来访者的隐私，你始终都应该对她的名字和生活环境进行充分地伪装。

一旦你就保密问题做出了承诺，你就必须养成遵守承诺的习惯，即使是在**看起来没必要**的情况下。除非是在必须用来访者真名的情况下，你必须学会在谈到他们时伪装他们的名字。在你和机构外的人讨论案例的时候——很多人严重质疑这种做法的正确性——你应该尽可能地少给出信息，并将信息进行伪装。在你和学校里的同事谈话的时候，切记，世界真的很小；在你和同事谈话的时候，最好在你们的办公室中秘谈，而不是在其他来访者有机会偷听到谈话内容的地方高谈阔论。

那么，让我们假设你和你的新来访者已经约定好下周再次见面了。也许，根据你所在机构的相关制度，你已经告诉她你们将每周见面一次，每次 45 分钟。又也许，你已经同意和治疗小组讨论究竟什么取向的治疗对来访者来说最有效，并且你也同意把讨论的结果在下次治疗中报告给来访者。给来访者一张写有下次治疗日期和时间信息的卡片通常会很有用。（并不是对所有来访者都要这样做，你需要随机应变做出判断。）然而，你最好别问来访者是否需要，而是直接把卡片给她，因为这样问有可能会让她感觉到窘迫。正如你即将发现的那样，来访者会因很多种原因取消或错过治疗，但我们都希望记错日期和时间不会成为这众多原因之一。

现在，你已经准备好要结束这一小节并且送走你的新来访者了。你起身走向房门，然后，当来访者正要离开的时候，她突然说，"好吧，我猜下周我就必须得跟你说说我爸试图自杀的那件事了。"这叫做"门把手综合征（door-knob syndrome）"：就是说，来访者一直等到你们没时间讨论的时候才把一件尤其重要或者特别让人害怕或为难的事告诉你。处理这种情况的基本准则就是说些类似于如下句子的话，"这件事听起来需要我们进一步讨论。让我们下周从这件事开始吧"，而最好不要延长治疗时间。通过这种方法，可以让来访者知道每周她拥有的时间有限，所以最好能把那些让人不安的问题早点提出来，这样你们才有时间一起探索。然而，这个准则有一些明显的例外，那就是当来访者说出如下这类话语的时候，"我猜我下周必须得告诉你我自杀的那次经历了"。关于这种情况，我们将会在第九章进行完整的讨论，而现在你只需要记住：如果你觉得来访者可能会伤害她自己或他人，**千万不要**让她这样就离开你的办公室。

总之，这就是与成人进行的首次访谈。在下一章里，我们将要对"观察、倾听、感觉"这三个领域进行更加细致地探索，而这三件事正是你在和来访者见面时最需要全神贯注去做的。

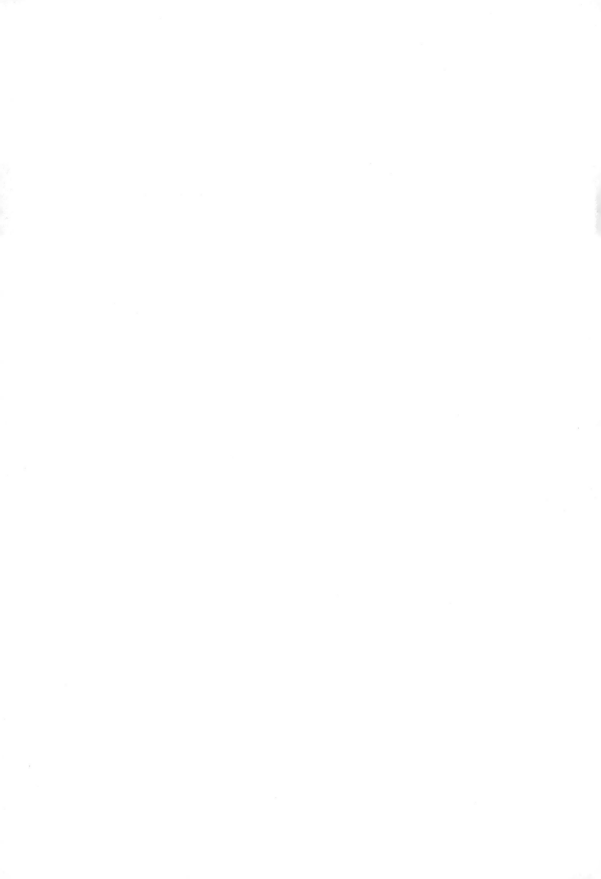

第二章　观察、倾听、感觉：精神状态检查

2◇LOOKING, LISTENING, AND FEELING: THE MENTAL STATUS EXAM

既然已经完成了首次访谈，你就必须留给自己足够的时间来对访谈的内容进行思考。最重要的是，你还要对访谈中观察到的情况做笔记。这里的使用表述方式是"你观察到的"。本章中，我们将会进一步谈到你在治疗室里面对来访者时自身感受的重要性。但是，在对来访者的情况进行思考时，你应该先从那些可以被直接观察到的材料入手。

这种系统地记录所观察到内容的过程被称为精神状态检查，简称 MSE。它不同于生物心理社会评估，尽管它俩经常一同出现在案例的报告和记录里。生物心理社会评估主要是基于那些与来访者生活有关的事实而做出的，它也是对于**来访者**在一系列访谈中谈到的重要问题的一种描述。然而，精神状态检查则主要是源于**你的**观察。精神状态检查可以在不同临床设置下，以不同的方式使用，这之间的差别更多的是在于治疗师构思和完成它的时机，而非它自身的内容。

举例来说，在初始访谈之后，精神状态检查的结果也许会被用于决定是否要将病人转入住院治疗。也有可能直到第六次治疗精神状态检查才真正完成，而这时你已经开始准备做生物心理社会评估了。但是，不论是哪种情况，精神状态检查的**内容**以及你记录和观察材料的**顺序**总是相同的。事实上，精神状态检查很可能是心理健康工作领域中最被广泛使用的评估工具。

正如你很快会在本章的后续内容中发现的那样，"广泛使用"不代表"容易使用"。实际上，精神状态检查中充斥着各种各样的短语和概念，它们都是需要你学一阵子才能明白的。在第一次读到它们的时候，你几乎肯定会觉得它们既抽象又可怕。即使在首次访谈之前你成功地对它们有了粗略的掌握，在首次访谈和之后几次访谈结束的时候，你可能还是得不断地回过头来进行温习，直到最后你感觉到它们已经变成了你评估来访者的常规程序和习惯为止。

那么，下一个问题就是：既然你还不太有把握，机构也很可能不太着急要，那为什么要现在**考虑**——并没说让你写——精神状态检查的事而不是晚些？最好的答案就是，精神状态检查是一个极为有用的工具，它能够**随着时间推移**对来访者的变化进行**纵向的**评估。也就是说，在首次访谈之后，基于在精神状态检查过程中对于来访者状态的概念化（conceptualizing），你相当于对来访者有了一个快照似的简单印象，在这之后你还要定期给来访者陆续拍摄很多张快照。这样，这些对于来访者状态的时间切片就能够帮助你去理解她，弄清楚在她最初的症状当中，哪些部分跟当时的应激事件有关，而哪些部分更多地反映了她的基本人格特征。

不仅如此，通过以这种方式进行的心理状态检查，你还会不断地有机会回答如下这三个至关重要的问题：发生了什么改变？什么时候改变的？是变好了还是变糟了？对于你和你的督导，这三个问题的答案将会在很多情况下意义重大，比如，它们能帮你们评估来访者是否适合在你所在的机构接受治疗，或是帮你们做出诊断并制订相应的干预计划。

也许你的所在机构要求你使用一份特殊表格来记录精神状态检查的结果，甚至机构会让你在给来访者在治疗室里进行初始访谈的时候，将精神状态检查作为一种正式的观察工具使用。倘若如此，你应该和你的督导讨论以下如何向来访者介绍 MSE，判断一下 MSE 中的哪些问题对于这位来访者来说更有意义。

正如你将在本章末尾的问题范例中看到的那样，除非访谈中发生的情况表明你需要采集进一步的信息，否则，即使不向来访者直接提出特定的问题，你依然能够完成精神状态检查。基本上，各个**领域**的情况都应该被涉及（如，外貌特征，思维内容），而每个领域之下又具体涵盖了不同类型的内容。

不论你在何时做精神状态检查，也不论你使用的是什么表格，有两件事需要你牢记。首先，如果你理解不了来访者说的话，请让他做进一步的解释。记住，你正在做的事是通过共同努力来理解来访者，所以如果你表示希望来访者做进一步澄清，他通常不太会觉得惊讶或是被冒犯。其次，在精神状态检查中，你的任务是记录那些值得注意的内容。而且，尤其在开始阶段，发现太多值得注意的内容要比发现太少这种内容更好。

精神状态检查必须涉及的领域

·外貌：他的样子和举止如何？

·言语：他说话说得怎么样？

·情绪与情感：他的主要心境是什么？他的主要情感是什么？（心境＝来访者在整个生活中大多数情况下感觉如何？情感＝来访者和你在一起时呈现出的感觉感受如何？）

·思维过程和内容：（过程＝来访者如何进行思维？内容＝来访者想的是什么？）

·感官知觉：是否有错觉或幻觉的迹象？

·心智能力：他能正确地完成定向×3吗？[①] 你对他智力的评估是怎样的？他的记忆和专注的能力怎样？他的判断力和悟性如何？

·对访谈者的态度：来访者如何对待你？

下一个问题就是：从哪开始？答案总是一样的。不论你选择在什么时候给来访者进行精神状态检查，你都要从描述那些别人一**看到**他就立刻会注意到的地方开始，不论你们到底谈论了什么。请你问自己：这位来访者给我留下的第一视觉印象是什么？他看起来健康还是病态？他有明显的残疾吗？他的衣着得体吗？他干净吗？他走路的姿势笨拙或僵硬吗？他坐在那是放松还是显得紧张？他会抽搐吗？他能直视我的眼睛吗？

有太多太多这样的问题了。你所在的机构可能会让你使用标准清单或一份"填空"表格，或者机构会期待你用一系列短文来呈现你的精神状态检查的结果。不管是什么形式，你都可能会用到本章末尾所附的问题列表。这不意味着对任何来访者来说，你都要把每个问题的答案全部写进观察记录。这只是为了让你提醒自己，一名好的心理治疗师应该首先是一名好的观察者。这句话背后的前提是：在理解来访者的过

[①] 在美国医学界和精神病学界，"定向×3"表示病人能知道自己是谁，自己现在在哪，现在是什么时间。——译者注

程中，**不存在**任何所谓的"无关内容"，尤其在开始阶段。随着后续的每一次治疗，你在首次观察中得到的信息的意义都会变化，同时，一些信息的重要性也会得到提升。不过，现阶段中，你的雷达应该始终处于开启状态，不停地扫描，以发现那些最明显的和最细微的视觉线索。

然而，此间，你必须自始至终抗拒两种真实存在的诱惑，它们皆源自由引言中所描述过的那种无知感所带来的不适。首先，你会希望从你**实际**了解到的信息中推测出一些意义；其次，与上一种情况相反，你会把你自己想当然的假设**当作**事实去看待。

那么，究竟你会以怎样的方式基于了解到的信息而做出不成熟的推测呢？好吧，让我们举一个简单的例子：来访者在六月份穿着冬衣出现在你面前。这或许会给你留下深刻的印象，让你觉得不合时宜，甚至是有些怪异。于是，你会倾向于给这个你所观察到的事实贴上病态的标签，而这样就绕过了必要的探索过程，因为这一事实也许会有别的意义。

比如，冬衣是不是意味着贫困？这是不是表示你需要关注一下来访者的身体状况？会不会是为了遮住伤痕？这里我只给出了三种可能，而你一定还能想到更多种。然而，重点在于，你不应该仅仅根据一条信息就做出推测，你应该以了解到的信息为指导方向，进一步去问自己和来访者更多的问题。

精神状态检查过程中的另一个陷阱是：你"了解"到的情况实际上仅仅是你自己的感觉或是你想当然的假设。比如，来访者报告说他是一名正在戒毒的瘾君子，而他吸毒的钱都是从朋友那里或自己家里偷的。当听他的故事的时候，你会同时"了解"到他为这段经历感到羞耻，而且他觉得自己应该受到惩罚。这一描述也许是基于一系列可观察到的线索，即，来访者在谈到自己的毒瘾的时候和你没有眼神接触，来访者换了座位，**以及**来访者表示谈论与毒瘾有关的事儿让他觉得困难，他说"这总会让我觉得就好像自己杀了人而侥幸逃脱了"。鉴于上述可观察到的参考信息，你会想当然地认为来访者体验到了羞耻，并且觉得他自己应该被惩罚，这不都是明摆着么。

然而，在这种情况下，我们要避免给来访者的羞耻感和负罪感妄下定论。你之所以得出这种结论，是因为你觉得换成是**你**就会如此。或者，尽管你作为治疗师满怀善意，但是在考虑了他的所作所为之后，你仍然觉得他**应该**如此。也就是说，你所正在"了解"到的一些事情实际上更多地源于你的内心而并非来访者本人。

现在你已经对自己所了解到的和未了解到的有所戒备了，下面你应该去记录那些给你留下深刻印象的视觉线索。如果来访者对这些线索没有做出自己的解释，你就需要和你的督导就其含义进行讨论，并依据讨论的结果在下一次访谈中对某些事物给予关注。或者，你和督导也可以把这些线索和从精神状态检查的其他领域收集来的材料联系起来，从而对来访者进行更为全面地解读。

当你在心里或纸上记录那些显著的视觉特征的时候，你就应该开始关注来访者的**言语**了，而这正是精神状态检查中的下一个重要领域。在 MSE 中，言语指的是来访者**怎么说**，以及来访者通常说什么，而并不是某一时刻他所说的具体内容。他语速是快还是慢？还是他根本不说话？他有口吃吗？这会让他在表达的时候觉得困难吗？这会让你理解起来费劲吗？他说话的声音够大吗？还是说你要很使劲儿才能听见？他说话的声音特别吵吗？他会用婴儿语说话吗？还是语速飞快以致让你怀疑是不是他想停都停不下来？这些都是与言语有关的问题，而任何其他你觉得不寻常的情况也同样值得记录下来。

下一个要关注的领域是来访者的**情绪与情感**。然而，在我们开始探索 MSE 的这一领域之前，我需要提醒你：你既可以按照本书提供的顺序依次关注 MSE 的各个领域，你也可以不这样做。如果你使用问卷来完成精神状态检查，那必然是按照这个顺序。但如果你在访谈结束来访者离开之后完成精神状态检查，那么你很可能会发现自己访谈的时候其实是在跳来跳去的。你需要记住：为了完成一次严格的精神状态检查，你有必要对所有这些领域进行观察。

这里所说的情绪与情感到底是什么意思呢？两件事，第一是**心境**，第二是**情感**。对于很多心理治疗师来说，这两者之间的区别非常不清晰。也许如下的这种解释能够帮助你更好地进行理解：心境指的是来访者**在大多数时候感觉如何**。你问他的话他会告诉你，比如，他会说，"我总是觉得很恐慌"，或者"我醒来时很生气，去工作也生气，回家还生气"。在这些情况下，你可以这样描述他的心境，"来访者的主要心境是恐慌（或生气）"，并且，你要尽量用来访者自己的原话进行描述。

记住

在撰写精神状态检查的时候，尽可能用来访者的原话来记录你的观察。

但是，有时候来访者可能不太会描述自己的心境。在这种情况下，你需要结合可观察到的情形和来访者自己的意见做出推断。为了减少误读来访者心境的可能性，你最好能同时记录你的观察和来访者自己的表达。例如，"来访者的主要心境是抑郁。他坐姿消沉。头发没梳。他说'我过去常常在回家之后给自己做一顿像样的饭菜。现在我要是能给自己泡碗麦片都已经算很不错了。''同事们一直问我这些天有什么心思，为什么这么心不在焉。'"

在讨论情感之前，关于心境我还要再提两点。首先，你需要小心谨慎地意识到，你所正在做的仅仅是为来访者体验到的弥散的内部心理状态进行命名，同时记录判断该状态的依据。你可不是在推测**为什么**来访者会有这种感受，你就只是将它记下而已。其次，除了焦虑和抑郁，人们还有很多心境状态。人们觉得恐惧、被淹没、得意、坐立不安、紧张，等等。尽量找到那些与来访者体验最为贴切的描述。

现在我们来说情感。情感指的是来访者和你在一起时**表现出的**心情的状态，它不一定要跟来访者对自己长时间感觉到的内部心理状态相一致。随着我们对于来访者的情感过程进行多层次地分析和评估，他的情感就会越发变得清晰。最开始，我们应该先问自己这样一个问题：来访者主要的情感状态是什么？也许你要到访谈结束才能完整地回答这个问题，然而你需要知道的是：**先别管来访者潜在的心境如何，在大部分和你一起进行心理治疗的时间里，他看起来如何？听起来如何？**比如，在访谈的大部分时间里，他显得有自信吗？着急吗？生气吗？悲伤吗？如果是，你就可以这样对他的主要情感进行描述。例如，"来访者的主要情感是目中无人，他不断以一种目中无人的口气陈述他的信念，他会说'本来我就从来都不需要我的妻子'，'如果他想要她那就把她带走好了'。"

下一步你要记下的是来访者情感的**可变性**（variability）。这里继续沿用上文中的例子：在谈论与妻子无关的话题时，来访者看起来和听起来仍然那么目中无人吗？如果仍然如此，那你就应该记下：他的情感没有什么可变性。

你还需要留意来访者情感的**强度**。他的某种情感是否显得过于强烈？他有没有在访谈的大部分时间里无法自控地叫喊或哭泣？或者，反过来，他有没有了无生趣、不动感情地和你说话？后一种情况根据其情节的严重程度，分别叫做**情感迟钝**（blunted affect）和**情感贫乏**（flat affect）。

下面你要觉察的是来访者情感的**易变性**（lability）。来访者会不会迅速地从笑转哭，从强烈的愤怒变成一种平和的愉悦？你是否觉得来访者的情感像过山车一样起伏不定？如果是，那么你应该把他的情感描述为"非常易变"，然后记录那些访谈过程中你所观察到的情况作为依据。

最后，你需要基于自己的观察，描述一下来访者在接受访谈时所表现出的情感的**适宜性**（appropriateness）。关于适宜性，举两个最容易让人理解的例子，比如来访者一边给你讲他上周被殴打的事情而一边却在傻笑；或是他每次在描述自己梦中情人的时候都会哭泣。如果遇到这种情况，你需要记下这种来访者情感与内容之间的不适宜，然后尽可能用例子作为证据来支撑你的观点。

毫无疑问，在学习可变性、强度、易变性这些概念的意义和差别的时候，你或许会觉得这些情感状态之间的差异有时候太过细微，以至于让人难以掌握。但事实上，它们会在实践中跃然眼前，甚至让你觉得显而易见。而且，如同精神状态检查中的其他项目一样，你不需要在报告中涉及每个方面。重要的是，记录那些看起来特别突出或异乎寻常的内容。

在完成了上一步之后，你的注意力就应该转向来访者的**思维**了，先关注**过程**，再关注**内容**。你需要弄清楚思维的这两个方面之间的差异，请记住：思维过程是说**这个人如何思维**，而思维内容是说**这个人想的是什么**。歌曲创作者也许会说，过程是曲而内容是词。

你要怎么才能发现那些来访者思维过程中值得记录的特征呢？其实，有时他会自己告诉你。他也许会说他的思维转得太快，或者说"它们似乎都是乱七八糟的"，又或者说他的思维似乎已经停止了，这表明比起平时他的思维也许正处于一种缓慢的状态。如果他描述了自己的思维过程，请把他的描述记录下来。

可如果他不说呢？那么，你就要通过他说话的方式去感觉他思维的方式，而来访者说话时你自己的反应也能帮你注意到那些不同寻常的地方。比如，如果你问了来访者一个问题，然后发现当他回应的时候你在对自己说"说重点啊！"，那么这位来访者可能表现出了**病理性赘述**（circumstantiality）。这种思维障碍的特点是，思维缺乏目标和方向，也就是说，尽管他最终也会回答你的问题，但在那之前他可能要先绕上无数个圈子。显然，在将这一描述记录在精神状态检查的报告中之前，你必须扪心自问是否自己平时就总觉得别人说话没重点。然而，如果你平时很少有这种反应，那来访者就真的可能有点异常。

你也许会反复不断地听到一些词，不管你说的是什么。比如，不论你说什么，来访者在和你说话时都会一直重复地回应着"是的，是的，的确，的确"。这叫做**持续言语**（perseveration），它可以像刚才的例子中那样，是一个反复出现的短语，也可以表现为，不论你怎么努力转移话题，他都还会回到同一个主题上。不论是哪种情况，你都会感觉到来访者**必须要**重复这段言语，而并不是根据你们讨论的内容选择说还是不说。

在思维过程中，我们下一个要关注的内容与**联想**有关。来访者在思维过程中如何进行联想。这个问题有很多侧面，但最基本的是：来访者是怎么从一个想法过渡到另一个想法的？这也许听起来有些微妙，但你会经常发现自己面前的这个人在联想这方面有困难，比如在他说话时你会想说"什么？"，"我是错过了什么没听见吗？"，或是"我没明白"，这意味着你跟不上他的思路。

显然，你得先问问自己是不是**真的**错过了来访者说的内容。你是不是刚走神儿了？还是因为什么事暂时有些分心？但是，如果你反复感受到了自己跟不上对方的思路，那么你也许确实是正在面对着某种与联想有关的思维现象。最常见的几种分别是：**思维离题**（tangentiality）、**联想松弛**（loose associations）和**意念飞跃**（flight of ideas）。

如果某人有**思维离题**的问题，你很可能感到他说的话和主题**多少有点挨边**，但又不完全挨边。比如，如果你询问他的工作，他也许会跟你谈论当今严峻经济形势下的那些求职者，或者他会说些与工作有关但却根本与你的问题无关的事。如果这种情况只发生在与他工作有关的对话中，那也许你需要试着理解一下为什么来访者对工作这个话题如此敏感。如果他的情况确实属于思维离题的范畴，那么这种情况在你们讨论其他话题时也同样会出现。

联想松弛也是同理。这个术语指的是来访者从一个话题转向另一个话题，而两个话题之间没有任何明显的关联。当你发现自己极力去"填空"的时候，也许遇到的就是这种情形。比如，请看如下诗句，"玫瑰花红，紫罗兰蓝，我爱吃杂碎，你抽不抽烟？"如果你听到了不相干的内容，比如刚才这首歪诗，你可能会想，"让我想想，他正在中餐馆里①，而附近有人正在抽烟……"，此时你所感受到的思维过程障碍就叫做联想松弛。

最后，我们来看看**意念飞跃**。顾名思义，有这种问题的人语速很快，所以你真的会有和来访者一起"飞"的感觉。然而，在少数情况下，有意念飞跃问题的人语速并不快，而只是好像在做"自由联想"。我们大多数人在需要的时候也会自由联想，但差别就在于有意念飞跃问题的人根本停不下来。

其实还有其他的一些思维过程的障碍，一旦你开始关注到对方的一个个想法是怎么串起来的，你就一定会发现那些重要的问题。如果你不确定自己所发现的问题是否属于上文那几种思维障碍的范畴，那么你可以在精神状态检查的报告里写下"来访者表现出一定的思维过程障碍"，然后去和你的督导一起讨论具体的细节。

一旦完成了思维过程的检查，你就可以把注意力转向来访者思维的**内容**了。对这一领域的探索是为了回答以下这些问题：来访者认为他周围发生了什么事？而他在其中扮演着怎样的角色？其他人在和他的关系中扮演着怎样的角色？如果来访者

---

① 炒杂碎是一道典型的美式中国菜。——译者注

对于以上问题的回答显示出了严重的认知扭曲，那么你所面对的情形很可能是**妄想**（delusion）。简单来说，妄想就是来访者对于上述某个问题的答案在你看来根本不可能是真实的，而他自己却对其深信不疑。不过，我们可不是在讨论谁赢得了 1958 年的世界职业棒球大赛，或者是否联邦政府真的要关闭一个历史纪念馆这类问题。[①]

我们**在**讨论的是，比如说，有位来访者暗示说自己有超能力，魔力，神秘力量，或是十分夸张的力量。他也许会直接告诉你他就是上帝、拿破仑或者其他有名的厉害人物，也有可能只是婉转地提到自己异乎寻常的才能。在这些情况下，你先要问一些宽泛的问题，然后再直接就这些念头进行提问，从而探听出来访者对这些信念的执著程度。如果他十分坚信这些特殊力量，那你所面对的来访者就患有**夸大妄想**（delusions of grandeur）。

也有可能他会告诉你某个人或某个组织"正打算抓我"，或许已经企图以某种方式伤害他了。他也许会告诉你他正在被美国国税局的特工跟踪，或是被一位上周曾卖给他公车代币的女人尾随。通常来讲，如果你很难确定他说的危险情况是否属实，你可以问他有没有报警。根据他回答的充分和合理的程度，你会越来越有头绪，最终知道他是不是患有**被害妄想**（delusions of persecution）。

与被害妄想有点类似的是**思维广播**（thought broadcasting），和**牵连观念**（ideas of reference）。前者指的是来访者坚信别人能洞悉他的心思，或是能听见他正在思考的内容；后者指的是来访者认为世界上发生的一些无关紧要的或与他无关的事件背后暗藏了针对他的隐秘意图。比如，他会给你看一个非常普通的广告，然后告诉你这是他的一个间谍同行编写的密码；或者，他会说这是罗马教皇正在试图和他通信。

如果来访者患有**控制妄想**（delusions of control），那就意味着他相信某个东西或者某个人可能正在控制着他的所做、所言、所想，或是他觉得自己可以这样控制别人。尽管这种情形和夸大妄想有时很难区分，但是，在控制妄想的情形下，来访者

---

① 在美国，这两件事可能会引发某些人强烈的情绪，他们甚至会因此而执意否认事实。另一方面，这两件事也并非人所共知，很多人并不了解这类事件。——译者注

觉得**自己**正在被控制的这种观念通常比较明显。来访者会频繁地认为有个机器或是装置正在控制他。比如，你的来访者可能会告诉你，他的电话答录机会告诉他何时要打电话，或者他会说是办公室的电脑让他做了本不该做的事。

最后要说的是**躯体妄想**（somatic delusions）。这种情形有时很难和某人对身体健康的严重焦虑相互区分。如果你确实区分不了，那就问来访者几个问题，看看他对自己身患绝症或者得了罕见疾病的担心有没有现实依据。如果你能拿到相关的疾病历史，那将会很有帮助。

妄想并不是思维障碍的唯一表现形式。有时，你会发现来访者怎么都放不下某个念头。实际上，他也许会报告说有一个念头在他脑海中反反复复地出现，而他也不知道这个念头是怎么来的。他非常希望这个念头不要再出现，但却无论如何也没法停止对它的思考。这种对一个你不想去想的念头反复思考的体验叫做**强迫思维**（obsession）。你也许听过有人经常把这个词和**强迫行为**（compulsion）互换使用，但它们并不相同。它们最明显的差别就是，前者**总是**和想法有关，而后者**总是**和行动有关。①

举例来说，有个人会跟你描述说他脑子里经常出现一个念头：他妈妈快要淹死了。这就是强迫思维。然而，他还描述说，伴随着这种持续出现的念头，会有一些重复的行为，他其实根本不想那样做，他知道这些行为没必要，但就是停不下来。比如他会说自己每次洗澡一般要一个小时，因为他必须要在淋浴结束之前把全部瓷砖数三遍。也许他觉得跟你说这些让他窘迫和丢脸，也许他会认为这样有些古怪但他却必须这么做。这就是强迫行为。

仪式性的强迫行为主要分为三大类：反复清洗，大多是洗手；检查，比如回家很多次以确定煤气或电灯是不是关了；数数，比如上文中提到的浴室数瓷砖。从技术上

---

① obsession 和 compulsion 在英文里都是"强迫"的意思，但对于思维和行为各自有所偏重。然而，因为中文里没有与两者直接分别对应的单词，所以在临床上我们用"强迫"作为 obsession 和 compulsion 的总称，而在"强迫"之后加上"思维"或"行为"以在必要时对二者进行区分。比如，强迫症的英文是 Obsessive-Compulsive Disorder。——译者注

讲，这些并不算思维障碍，但这些强迫行为通常伴随着强迫思维。所以，如果访谈中出现了强迫思维或行为中的一种，你就应该去询问有没有另一种。

有时，来访者会体验到由强迫思维所引发的强烈恐惧，这属于**恐怖症**（phobias）。恐怖症可以是针对特定情境，比如坐电梯和过桥，也可以是针对更广泛情景的，比如害怕离开家［广场恐惧症（agoraphobia）］，害怕去高处［恐高症（acrophobia）］，害怕见陌生人［生人恐怖症（xenophobia）］，以及很多其他的种类。

最后，我们来谈谈那些与自杀和杀人念头有关的思维障碍。这些障碍的临床术语分别叫做**自杀意念**（suicidal ideation）和**杀人意念**（homicidal ideation）。不用多说，这部分的评估至关重要，这些情况也会让治疗师极为焦虑，所以我们会用第八、第九整整两章的篇幅来对此分别进行具体地讨论。

一旦完成了对来访者思维过程和内容的观察和记录，你就应该将注意力转向他感知觉（sensory perceptions）方面的异常情形。这些情形可被分为两类：**错觉**（illusions）和**幻觉**（hallucinations）。错觉指的是那些被错误知觉的正常感觉事件。比如，风吹动了治疗室里的窗帘，于是来访者告诉你那是吸血鬼正在从窗子进来。如果来访者明显很相信这件事，那你所面对的情形就是错觉。

与之相对，如果来访者报告的来自五种感官之一的某种体验，既与外部刺激无关又与事实不符，这就是幻觉。比如，他也许说，他经常听见他死去的妹妹叫他去陪她（幻听）；或是经常看见魔鬼在向他招手（幻视）；又或是经常闻见腐烂的味道（幻嗅）。听觉和视觉的幻觉最为常见。嗅觉、触觉（他认为自己正在被别的人或什么东西触碰）、味觉（正在品尝什么东西）的幻觉比较罕见。

在任何完整的精神状态检查当中，我们要涉及的最后一个领域是对于基本**心智能力**的评估。首先要评估的是**定向**（orientation）能力。如果你以前读过精神状态检查的报告，你也许曾经见过"来访者能够定向 × 3"这种令人困惑的表述。这三个定向分别指**时间**、**空间**、**身份**。如果你正在访谈的来访者会和你讲同一种语言，而且水平相当不错，你就应该在访谈最后确认：他大概知道现在是何年何月何日吗？他知道自己现在身处何处吗？他知道自己是谁，叫什么名字吗？你不一定非要直接去问，因为你通常自然就会了解到来访者在这三个定向中的表现。如果对此有任何疑问的话，请你务必进行澄清，因为对定向能力的表述在整个报告中极为重要。

其次要观察的就是来访者的**智力水平**。这里仅需要指出，在你感觉，来访者的智力是处在平均水平，还是超过或低于平均水平？

下面你需要问问自己，来访者**专注**（concentration）的能力如何。他能专注于你们正在讨论的主题吗？他很容易被分心吗？如果你不知道这部分的情况应该怎么去了解，你可以让来访者从 20 开始倒数，或者从 100 开始减 3。如果来访者知道怎么做减法的话，通过这两种方法你就能了解到他专注的能力，因为如果他有专注方面的障碍，他就容易迷糊，或是干脆忘了数到哪了。

与专注能力关系密切的，是来访者的**记忆力**。他记得昨天发生了什么吗（近期记忆）？他记得他十岁时的一些重要事件吗？比如他那时居住的村庄叫什么名字？那时候的总统是谁（远期记忆）？他也许只能记得近期的事情但想不起远期的事情，或是恰恰相反。或许，他想不起十分钟前刚说到的那个重要人物的名字（即刻记忆）。你应该把这些内容都记录下来。

在心智功能中，你要观察的最后一个领域是来访者的**判断力**和**悟性**。访谈中任何的时刻都可能会出现一些内容，引发你对来访者判断力的关注。比如，他告诉你他经常在酒吧挑起争斗，偷车，或是打孩子等。任何危险、冲动或暴力的行为都可以被视为判断力受损或不足，你需要对其进行描述并记录下相关的例子。如果你感觉来访者可能有判断力方面的问题，但访谈中却没有出现能让你确认的内容，你可以问他，"如果看到有人受伤你会怎么做？"或是"如果在坐满了人的电影院闻到了着火的烟味你会怎么做？"

悟性指的是一个人理解和承认自己身上有问题的能力。他怎么看待自己的问题？怎么描述自己的问题？比如，他觉得问题在自身之外吗（如，"大家总是因为一些事责备我"）？他想帮自己吗？如果想，那为什么是现在？他希望在别人帮助下对自己的问题形成一个比较准确的理解吗？他能描述那些跟自己的情绪状态有关的事物吗？

这些问题的答案将引导你对来访者的悟性做出评估，当然我们也要谨记，来访者在初始访谈中表现出的能力局限并不一定代表他不适合接受心理治疗，因为这时他可能只是还不太理解他可以在心理治疗中自由地谈论他的感受。

最后，在完成了对来访者心智能力的评估之后，精神状态检查的最后一项就是**评估来访者对你**，即**访谈者**的态度。他是不是看起来充满怀疑？不配合？害怕？傲慢？他很矜持还是会迎合你、取悦你？最重要的是，来访者是不是表现出了为理解自身问题而与你联盟的兴趣和能力？也许是，也许不是，不论如何，这都需要观察。而当你完成了这项任务的时候，你也已经完成了你的第一次精神状态检查。

然而，此时你的心中可能已经有了两个念头：第一，你深信完成这样一份检查报告至少要花费数月；第二，读过了那些对于来访者可能出现的行为和想法的古怪描述，你觉得自己在面对那些来访者的时候会被吓傻。

在做精神状态检查的时候，由于**你自身的**那些感受至关重要，我们先从第二个念头说起。如果你的所闻所见让你觉得自己的人身安全受到了威胁，或者，如果来访者脱离现实，并且还有伤害自己或他人的可能，那么你可以采取一些简洁适当的步骤来让自己和来访者安心。这些步骤我们将在第八、九章中讲述。

至于你将来是不是真的能既快又好地完成精神状态检查，一言以蔽之：这确实需要时间和练习，前几次也确实很辛苦，你也会在一段时间内总是想不起来某个名词或者把一些东西搞混——但是，最终你会摸到门道的，因为熟能生巧。

精神状态检查大纲

以下内容是在完整的精神状态检查中你通常要去观察的领域，你应该在与来访者见面的时候关注这些内容，并在访谈结束之后记录你的观察。为了让你的描述更有意义，你应该尽可能地引用来访者的原话进行描述。

对于儿童，精神状态检查同样是非常有用的评估工具，然而此时就需要根据儿童所处的发展阶段对检查进行修改。这时，你应该和你的督导讨论具体应该怎么做。

外貌

1. 来访者看起来是否健康？

2. 来访者看起来的年龄和实际年龄是否一致？如果不一致，是显老还是显年轻？

3. 他是否有明显的躯体残疾？如果有，请具体描述。

4. 他的着装是否得体？

5. 他的衣服干净吗？

6. 他走路或移动的姿势奇怪吗？

7. 他的坐姿看起来舒服吗？

8. 他的身上是否有明显的伤疤？

9. 他的身高体重是否相称？

10. 他的身体、面部或眼睛是否会有明显的痉挛或奇怪的动作。

11. 他和你有没有眼神接触？如果有，是持续的还是间断的？

12. 来访者的面部表情如何？这些表情是否会随访谈过程有所变化？

言语

1. 来访者说话吗？

2. 他说话是否特别快或特别慢？

3. 他有没有口吃？

4. 他说话的声音是否特别大或特别小？

情绪与情感

1. 来访者的主要心境是什么？描述一下你捕捉到的对话片段和举止行为，以支持你对其心境的判断。

2. 他的主要情感是什么？描述一下你捕捉到的对话片段和举止行为，以支持你对其情感的判断。

3. 他的情感在访谈的过程中会发生变化吗？

4. 他的情感在有些情况下是否显得过分强烈？如果有，请进行描述。

5. 他的情感状态易变吗？

6. 他的情感和当时访谈的内容一致吗？

思维过程和内容

1. 来访者的思维过程有没有病理性赘述的特征？

2. 有没有持续言语的情况？

3. 他的思维离题吗？

4. 他是否表现出了联想松弛或意念飞跃？

5. 他是否表现出了躯体妄想、自大妄想、被害妄想或控制妄想？描述一下你依据了哪些对话片段得出了这样的看法。

6. 他是否表现出了思想广播或牵连观念？你是通过怎样的对话片段发现此种情形的？

7. 他是否遭受着强迫思维或强迫行为的折磨？如果有，请进行描述。

8. 他有恐怖症吗？如果有，是什么类型？

9. 来访者身上有没有自杀意念或杀人意念的征兆？如果有，你是通过哪些对话片段发现的？

　　10. 来访者的思维是否似乎执著于某个特别的主题？如果有，请进行描述。

感官知觉

　　1. 来访者是否表现出了听觉方面的问题？

　　2. 来访者是否表现出了视觉方面的问题？

　　3. 来访者是否体验到错觉或幻觉？如果有，那么后者的形式具体是听觉、视觉、嗅觉、触觉，还是味觉？你是通过怎样的对话片段或举止行为发现此种情形的？

心智能力

　　1. 来访者能否正确定向时间、空间和身份？

　　2. 来访者是否表现出平均及以上的智力水平？

　　3. 他是否展现出了正常范围的专注能力？

　　4. 他是否展现出了正常的近期、远期和即刻记忆力？

　　5. 他是否表现出了任何形式的判断力受损？如果有，你是通过怎样的对话片段或举止行为发现的？

　　6. 他有没有合适的自我价值感？如果没有，你是通过怎样的对话片段或举止行为发现此种情形的？

　　7. 他能理解自己行为的后果吗？

　　8. 他是否展现出了一定的悟性？

对访谈者的态度

　　1. 来访者对你的态度如何？

　　2. 这一态度随着访谈的进行有变化吗？

　　3. 他对共情有反应吗？

　　4. 他是否表现出了共情的能力？

精神状态检查报告：范例

以下是一份精神状态检查报告的实例。这份报告来源于 SouthWest 精神卫生诊所，完成于首次访谈之后。来访者 Angel G 来接受治疗的主要原因是他刚刚被公司解雇，而他非常担心自己今后该如何养家糊口。

　　Angel G. 是一位身材较瘦，着装整洁的拉丁裔男性，39 岁，但显得年轻。在整个访谈过程中，他坐姿僵硬，跟治疗师只有间断的眼神接触。他右手一直轻轻地敲着椅子。G 先生说话速度快，声音大。他的主要心境是焦虑。他说，"我睡不着。整夜我都一直在思考。如果我找不到工作怎么办？"G 先生的主要情感是害怕，他的情感会随着访谈的内容而变化，没有明显的易变和不适宜。他将自己的思维描述为"最近一直都像是在赛跑一样"，但没有证据显示出思维障碍的迹象。他的思维中充斥着对失去老婆孩子这种可能性的害怕。G 先生否认任何的自杀或杀人意念，也没有表现出错觉或幻觉。他能正确定向 × 3 且智力水平为中等及以上。他说，"我现在总是很健忘，像要疯了的那种感觉。我以前从来不忘事儿的。"G 先生表现出了一定的判断力受损，因为他对家人可能会离开他的恐惧太过强烈。"上周我没法让孩子去上学。我觉得如果他们走了我就再也见不到他们了。"他有悟性，因为他说，"曾经，我爸爸丢了工作，而妈妈就带着我们离开了。我想我现在这种状态和当年这段经历有关。"G 先生在与访谈者相处的过程中，时而谨慎时而自我贬低，他多次表示，"我不喜欢这样谈话。面对我这样的人，你可能会无能为力。"

第三章　如何思考来访者的健康状况：疾病史

3◇ HOW TO THINK ABOUT YOUR CLIENT'S HEALTH:　THE MEDICAL HISTORY

现在你几经周折终于完成了第一次精神状态检查。你正在提升自己的观察力；你在倾听时将越发能够清楚地知道自己需要收集什么信息；你对自己所见所闻的描述将在磨炼下越发准确，并且越发容易让人看懂。简而言之，你所关注的内容**都**主要集中在了来访者的情绪和情感方面。这样对吗？不完全对。

也许你会问，那到底还差什么？到底来访者的疾病历史 [1] 跟这有什么关系？到底为什么轮到你来考虑疾病历史的事？毕竟，你感兴趣的是成为一名心理治疗师，你希望的是把自己的时间和精力用在理解来访者的**感受**（feeling）上面。

简短来说，答案就是：对来访者身体健康方面的思考和询问很可能是你在与来访者工作过程中最重要的任务之一。其实，本章的全部内容就是对于这些问题的具体解答。本章的目的正是去帮助你意识到精神（心）和肉体（身）之间相互关系的深刻和重要，并详细地说明心理治疗领域的一个基本假设：一名优秀的，有责任心的心理治疗师一定会去思考、询问和关心来访者的身体健康。

如同对其他方面的评估一样，根据你工作设置的不同，根据来访者寻求帮助的情景不同，对来访者健康状况询问的时机和内容也会有所不同。如果你在医院的住院部工作，也许在见来访者之前，你就已经从她的主治医生那里拿到了她的全面体检报告，而且你甚至还有机会和她的主治医生进行会诊。如果你在社区医院的门诊部工作，每位新的来访者通常都要填写一份表格，内容包括对你联系其主治医生的许可，还可能包括她要在首次访谈之前填写的病史简述。

如果来访者填写了这样的一份表格，那么你应该去仔细地阅读。她有没有回答所有的问题？如果没有，那么漏填是否是由语言障碍或专有名词造成的？还是说你应该好奇她是不是故意不去回答某些问题？也许之所以她跳过与药物和酒精消耗有关的题目，是因为她很担心自己也许就是个物质滥用者 [2]，而她又觉得目前告诉你这些会让她

[1] 接近于我们通常所说的病历，相比之下更加详细和完整。——译者注
[2] 物质滥用包括药物、毒品和酒精滥用。——译者注

觉得不适。或者，也许她提到她的一位兄弟在 26 岁时去世了，但没有说明死因。倘若如此，也许你最终会发现这位来访者的兄弟死于自杀，而来访者觉得这件事太可怕或太羞人，所以不愿意说。又或者，一些数据的欠缺与来访者所处的特定文化有关，或与她个人对"医生"的情感有关（不论实际上你接受的是哪种专业训练，你常常都会被认作或被叫做"医生"）。

如果来访者没有填写这份表格，你则需要和你的督导讨论，从而了解你所在的机构是否有相关的程序或政策，以及是否有必要获取这些信息。如果有与此相关的政策，那你应该在什么时候收集这部分信息？一些人认为至少要在初始访谈中询问一些比较宽泛的健康问题，从而能在治疗小组中对这些信息进行讨论；另一些人则认为这样做会让来访者厌恶，所以更好的方式是让这些信息自己随着时间浮出水面。不论是哪种情况，你都应该把访谈中出现的任何与身体健康有关的内容详细地记录下来，然后再在治疗小组中进行讨论。

在临床工作中，正如之前所说的那样，我们经常会被诱惑而对来访者的行为以及这些行为之间的关系做出**不成熟的**归因，推测其背后的心理动力学（psychodynamic）意义、认知意义，或是其在情景中的意义。即使这些归因最终被证实是非常深刻而精辟的，这样做也仍然是危险的。我们容易被诱惑而过早进行归因的原因显而易见。毕竟，理解行为背后的意义是心理治疗这一行业之所以这么有趣和让人兴奋的原因之一。相比之下，这样做之所以危险的原因就没有那么显而易见了：来访者在哪工作，她如何做爱，她喜欢什么食物，她和兄弟姐妹们怎么相处，她夜里的睡眠情况怎样，她离开你办公室时是否记得带她的雨伞，所有这些事情有可能在最后被证实，都只是某种生理疾病的症状而已。同理，这些事情也有可能被证实源自某种情感冲突，或者只是由于来访者缺少自省。这些都是有可能的。

几千年来的民间医学，几百年来的现代科学，都已经充分证实这样一条真理：没有任何一个人类的生理系统能免受情感状态所带来的影响，不论是呼吸系统、心血管系统、还是内分泌系统，也不论这种影响是暂时的还是永久的，是良性的还是恶性的。但是，同样被充分证实的另一条真理是：所有的"行为问题"、"心情波动"、焦虑症状、抑郁症状等，其实同时也往往都是某种躯体疾病的潜在表现。举例来说，请你想一想《爱丽丝漫游仙境》（*Alice in Wonderland*）中的"疯帽先生（the mad hatter）"。我们认为他即疯狂又古怪，好像只不过是 Lewis Carroll[①] 想象出来的一个角色而已。实际上，在十九世纪，制帽匠需要用含有水银的药水来处理制作帽子所用的毡子，于是他们每天都会吸入很多水银蒸汽，而这会对他们的大脑产生某种化学影响，结果就是他们的举止常常会显得十分怪异。在 Lewis Carroll 那个时代，这类人被认为是"疯子"。而在今天，我们也许会说"工作环境中的毒素给他们的神经系统带来了一些后遗症"。重点在于：精神障碍**本身**也许只是一个**症状**，而给来访者造成痛苦的真凶往往另有其人。

你的来访者如何做爱，而她又是否缺乏做爱的欲望，这可能与她正在服用的糖尿病药物关系密切。相比之下，"丈夫对自己不忠"这一信念对她性生活方面带来的影响反而可能较小。当来访者说她"甚至连对最喜欢的事物都没胃口"时，这也许意味着某个真实事件带来的抑郁反应，就像来访者自己说的那样。但也许，这种情况也与潜在的生理疾患有关，比如艾滋病病毒，它能让来访者**同时**体验到绝望**并且**无法正常代谢食物。如果来访者报告说"我会无缘无故打我妹妹"，那么这有可能表明来访者在冲动控制方面有着天生的缺陷，或是表明来访者和妹妹之间存在着长期的同胞竞争。然而，这也有可能只是脑部肿瘤的一个症状而已。

到此为止，你可能已经完全明白我想表达的意思了。毋庸置疑，来访者为何出现睡眠模式或记忆功能的明显改变，甚至来访者为什么会把雨伞落在你的办公室，对于这类事件，你自然都会形成自己的看法，构思自己的解释。然而，现在你可能会认识到，如果你认为所有这些问题都能仅仅通过谈话治疗就被治愈，后果将会是非常危险的。那么，下面我们来说一些你在对来访者身体健康和疾病历史进行思考时要考虑到的基本问题。

首先，来访者自己会不会担心自身的健康状况呢？如果会，那么她怎么看待这些

[①] 本小说作者的笔名。——译者注

健康状况和自己表征问题之间的关系？比如，来访者是否会告诉你她之所以来治疗，是因为她最近发现自己血压比较高，而自那之后就一直害怕自己是不是要死了？如果情况与此类似，那么她其实正在将生理疾患体验为一种**引发**情感感受的应激源。或者，她也许报告说长久以来她都不太会和单位里的领导相处，但是最近，每次遇到老板之后，她都会头昏眼花恶心，要吐好几个小时。在这种情况下，她其实是在担心她的**感受**是否引发了她在健康方面的问题。

　　不管你面对的是哪种情况，既然来访者自己已经谈到了当前的躯体症状和情感感受之间可能存在的关系，这就是说她给了你机会去和她进一步讨论她的健康问题。然而，她同时也给了你"机会"去确认或否认她对自身躯体症状的理解。切记，这可不是你该干的事儿。你应该做的，是去收集事实层面的信息。她的主治医生——也许会跟你会诊，但不一定——的任务才是诊断、鉴别这些生理疾患，并排除某些疾病的可能。

　　那么，如果察明生理疾患的来龙去脉根本不是我们该干的事儿，那我们为什么要去趟这趟浑水去收集这些信息呢？首先，来访者的疾病历史也许会告诉我们她是否适合在你的临床设置下接受心理治疗。比如，来访者是否患有非常严重的生理疾病？严重到其实那些治疗中心下属的心理诊所才更适合她，因为只有在那儿她才能得到更持续的健康状态监控。也许你不能也不应该自己去回答这个问题，那么你就应该收集信息，然后与你的督导讨论。你们将进而判断出当前的情况是否应该与一些更懂医学的人进行讨论，比如你们机构的精神科主治医生。（请记住，在成为精神科医生之前，精神科医生先要接受成为普通医生的相关训练。）①

---

① 美国的医学训练模式与中国类似，不同的是起点更高一些。通常，如果你想成为一名精神科医生，那么就先要获得学士学位并于期间修完一些与医学有关的基础课程，然后通过竞争极其激烈的入学考试进入医学博士项目进行 4 年的学习和实习，再然后，才能进入医院完成 3 年以上的全科和专科的实习获取精神科医生的执照和职称。整个过程需要至少 11 年极其艰辛的磨炼。更为恐怖的是，在美国，早在相关政治运动发生之前，只有精神科医生才有资格接受4~7年的正规的精神分析训练，成为像弗洛伊德一样的精神分析师。于是，我们也就不难想象为什么影视作品中的那些分析师都是一些资历颇深，派头十足的老人家了。——译者注

其次，心理治疗的本质也决定了评估生理健康的重要性。我们需要评估来访者是否适合接受心理治疗，评估来访者究竟适合接受何种形式的心理治疗。这就是说，尽管心理治疗最终会缓解紧张情绪，但是，在治疗的**过程中**，很多紧张情绪也会由此产生——有时甚至会十分强烈。所以，医疗历史方面的信息能帮助你和你的团体进行评估：来访者当下的身体状况是否足够稳定，是否真的适合接受你所在机构所提供的某种形式的心理治疗？

那么，让我们回过头来继续思考，来访者当前健康状况的基本信息哪些是你需要问清楚的。如果来访者自己已经提到了某些健康问题或者症状，那么你应该努力回答如下的这些基本问题：来访者有这些问题和症状多长时间了？她的这些问题和症状每隔多久发作一次？这些问题和症状通常会在何时发作？它对来访者的日常生活造成了多大影响？

但是，如果来访者对她当前的生理问题只字不提怎么办？事实上，她也许压根儿就不会提到她的健康状况。这也许表明来访者不了解身心状态之间的相互密切联系，那么也许最终你需要向她解释这个概念，并且和她一同进行深入地探索。或者，也许最后你会发现来访者的情况恰恰证实了心理治疗访谈领域的又一个基本假设：在理解来访者的过程中，她没有谈到的内容可能和她谈到的内容一样重要，**甚至更加重要**。在前文中，我们已经大略谈到了一些可能会导致上述情况的因素，比如药物成瘾和家庭成员自杀（family suicide）。不论你是否赞成社会对于这类主题的态度，它们都可能会让很多人三缄其口。

如果来访者有躯体症状

· 这些躯体症状有多长时间了？

· 这些躯体症状多久发作一次？

· 这些躯体症状给她的生活带来了多大影响？

· 她看过医生吗？

健康问题也会带有一些非常个人化的意义。来访者可能跟各种各样的健康工作者

打过交道，这其中也包括心理健康工作者，这些人让她恢复健康或为她提供帮助。但是，人们也许仍然有自己的理由相信我们是冷酷无情的，相信我们会侵犯并打扰他们的生活。她也许会认为引发她最近头疼的原因正是导致她曾祖母当年死亡的原因；也许会认为你很可能根本没法帮助她战胜这种绝症；还有可能会认为如果她把这种痛苦告诉陌生人就会遭到上帝的惩罚。

当来访者走进治疗室的大门时，你不可能了解她的这些感受。然而，即使来访者自己不提，你也不应该对她的健康问题避而不谈。但是，你必须要能够敏感地意识到，谈论这些问题可能会引发她的不适或恐惧。

一旦讨论进入了这一主题，一旦你了解到了来访者的问题或症状有多么的棘手和顽固，你就要进一步去了解一下，到目前为止她有没有为此去看过医生。在这个问题和来访者对此的回应背后隐藏着的另一个问题是：她是怎么知道自己有这个问题的？有医生给她诊断过？还是有个朋友跟她说过"嗯，你这种情况一定是那么回事，因为我五年前跟你有过一样的症状"，还是她自己给自己下的诊断？来访者的回答会让你知道很多信息，不仅包括她怎么看待"医生"，还包括她如何看待自己的症状，她觉得应该如何照顾自己，以及她通常会如何让别人照顾自己。而且，根据这些信息所提供的线索，你还可以推测出今后在和她一起工作时你将会遇到哪些潜在的困难。

在你问来访者有没有去看过医生的时候，也许她会直接告诉你她憎恨医生，说她们家全家人都从来不看医生，说她害怕医生，说她没钱看医生，或者告诉你其他各种各样的答案。所有的这些表达也许不仅仅是她对医疗系统工作人员的感受，还揭示了来访者对于自己可能需要住院和办理烦琐手续的担心；也许还间接呈现了来访者在此刻见你时的感受，或是心理治疗在她想象中的样子（比如，让人焦虑、非常昂贵、侵犯隐私，或是会与她家里人告诉她的"正确"处事方法相悖）。

显然，你的责任并不是去劝她改变现有的想法和感受，也不是去让她放弃现有的对医疗检查或心理治疗的态度。也许你需要做的，如果你的所在机构**要求**的话，是向来访者解释接受医疗检查是这里的惯例。然后，你可以和她讨论她什么时候，在哪方便接受体检。还有，你应该和你的督导讨论一下，究竟你要以多么强烈和坚定的态度去要求她接受体检。

一旦清楚了是谁做的诊断，你就能继续探索来访者是否正在为此服用药物了。这些药也许是她的医生开的，或者也许是直接从药店柜台买的，如某种化痰的咳嗽药水一类。不论是什么药，你都需要了解来访者当前服用的用法与用量。她按照医嘱中的剂量服药了吗？她已经服药多久了？她知道这些药物的副作用吗？如果你从来没听说过这种药，请向她询问这种药的具体名字。如果她不知道具体名字，也许你可以让她把药瓶带来，好让你能够把名字抄下来。然后，你应该去看看这种药到底是做什么的，了解一下来访者觉不觉得这药管用。

如果来访者正在服用药物

· 药是医生给开的吗？

· 如果是，是什么机构的什么医生开的？

· 为什么要给来访者开这种药？

· 这药叫什么名字？

· 每次服用的剂量是多少？

· 多久服用一次？

· 这药管用吗？

涉及药物的问题通常会极为复杂。事实上，我们已知有几百种适用于常见病（如，过敏、哮喘、高血压）的药物会对服用者的心境造成副作用。你没必要非得熟悉市场上所有常见药物的副作用，但是，如果你能了解你的来访者正在服用的药物，那你就能够和她的主治医生或你所在机构的精神科主治医生共同探讨来访者当下经历的心境变化或行为改变背后的药物作用。然而，即使来访者正服用的药物在理论上不会影响到心境，它依然有可能会给你的来访者造成心境方面的影响，因为每个人都会对某些药物有自己独特的反应。

因此，在你和治疗小组的成员讨论来访者当前服用的药物时，一些基本问题尤为重要，如年龄、体型、当前生活环境。相同剂量的药物对于 89 岁的老人和 45 岁的中年人会有截然不同的影响。如果是儿童正在服用某种药物，那情况可能要比成年人服用同样的药物严重很多。来访者也许告诉你她通常一天吃三次，一次一片，但是在她独居或是觉得抑郁的时候，她也许会漫不经心地第一天吃五片而第二天干脆不吃。

询问来访者当前服用的药物之所以重要的另一个原因是，药物本身也许只是掩饰，而背后隐藏的可能是其他的某种生理或心理问题。这可以只是非常普通的事，比如来访者从药店买药治疗鼻塞，只要她一停药鼻塞就会复发，而这种情况已经持续六个月了。这也许提示着你们应该探讨一下是否这个症状是由其他潜在的生理疾患引起的。尽管问题也许并不严重，但治好这个问题肯定能让来访者多少得到一点解脱。

或者，也许药物暗示着更严重的问题。举例来说，来访者也许会从药店买安眠药，她已经这样好几年了但从来没告诉过医生。这也许就是导致她当前生理问题的原因之一。然而，不仅如此，有可能这是她克服晚间强烈焦虑的唯一办法，还有可能是因为一到晚上她就会情不自禁地为自己的人生感到忧虑，她不愿再忍受这一个个痛苦的夜晚了，她想要"永睡不醒"，而服用安眠药只是这一自杀愿望经过微妙伪装后的表现而已。

所以说，来访者可能会有意无意地用到一些药物，从而影响到她的心境。不仅如此，有些药物**明确**就是用来改变心境或行为的，它们叫做精神类药物。服用这类药物能够导致各式各样的躯体症状，如癫痫发作、头痛、震颤等。在一些情况下，过长时间地服用某些药物甚至会产生不可逆的副作用。由于这样或那样的一些原因，精神类药物的使用一直是心理治疗界饱受争议的话题。一些人认为药物减慢了心理治疗的进程；另一些人将这些药物视为能让来访者摆脱精神疾患折磨的革命性进步；还有一些人发现在特定情况下服用这些药物是心理治疗必要且合适的辅助手段。

无论你和你的机构在精神类药物这一问题上持有何种立场，作为一名负责任的治疗师，你有义务至少去熟悉一下这些常见的精神类药物（镇静剂、抗抑郁药物、抗精神病药物，等等）的产品名称和基本特性。再次，这些信息将帮助你确定来访者是否适合在你所在的诊所接受治疗。通过熟悉这些药物，你将能够有机会借由它们了解到来访者精神问题的严重性和持续时间，而你可能会发现访者其实需要更加结构化的或更加非结构化的治疗设置，但你所在的机构并不适合提供这类服务。或者，你也可能会发现来访者需要由不同类型的干预方式进行联合治疗，比如就业培训项目，或是集体生活情境项目。

询问来访者当前是否正在服用精神类药物的另一个原因在于，**有人给她开了这个药**。给她开药的人也许是一位精神科医生，而他每个月都会让来访者复查以能够及时了解某种抗焦虑药物的疗效。但是，也有可能给她开药的人是一位当地急诊室的医生，他的理解是，不论接下来这位来访者要去什么样的机构，那里的人都会接过责任并指导她进行后续的药物治疗。或者，还有可能给她开药的人是一位家庭医生，抗抑郁药物本来是给来访者的妹妹开的，但是妹妹没吃姐姐却吃了。不论来访者在何种情况下服用药物，你都需要确认她或者她的医生是否期望你所处的诊所承担以后的责任，接手后续的药物治疗和相关评估。你所在的机构也许愿意提供这项服务，也许不愿意，也许有能力提供，也许没有，所以，你需要和治疗小组就此进行讨论。

一旦你清楚了来访者是否正在服用药物——不论是精神类药物还是普通药物——你都需要进一步去简单地了解一下她的疾病历史。来访者以往的健康状态是否一直比较良好？是否她从小就身体衰弱并患有某种慢性病？她是否曾在某个关键发展阶段患上过某种严重疾病？比如，也许你会发现她的脸在六岁时曾被烧伤，经过后来的一系列整形手术，现在看起来已经好多了，可还是有一点毁容；或者，青春期时她的后背经常疼痛，因此她不得不离开学校和朋友去休养半年。记住，本阶段你的目的不是去询问这些事件带给来访者的**意义**。你仅仅是在收集信息，耐心倾听那些与事件意义有关的蛛丝马迹。如同那些其他你需要收集的信息一样，在来访者离开以后，你需要回顾她的疾病历史，思考这些历史事件对她来说意味着什么。

最后，我们最好也简略地探索一下来访者的家庭疾病历史。谁，什么时候，因何去世？是由于一种久治不愈的慢性病吗？谁负责照顾病人？那位家人去世时来访者多大？那位家人在来访者生命中有多重要？与此类似的问题还有很多，而现在你显然需要就来访者对这些问题的答案进行思考，从而明白它们究竟意味着什么。

举例来说，如果在来访者两岁的时候，她的母亲因为生妹妹而难产去世，那么这件事的意义与来访者 12 岁时母亲自杀将会完全不同。同样，如果一位 49 岁的来访者 54 岁的姐姐最近刚刚由于卵巢癌去世，那么以下两种情形将让来访者有截然不同的感受：来访者的姐姐已经是家族中第三代因罹患卵巢癌去世的女性了；或者，来访者家族中以往从未有过任何人罹患这种癌症。

来访者在治疗中会谈起的健康问题成千上万，而这些问题对每位来访者的意义和所能引起的感受又不尽相同。每种亚文化都有其对于健康和疾病的信念和习俗；每个家庭对此的态度和反应又都大相径庭；每位来访者个人的感受和信念也会受到其所处文化和家庭的影响。所有这些来访者的感受、信念、态度等都可能与你有着天壤之别。

HIV 症状

· 下列这些症状也可能与其他疾病有关而并非 HIV，然而，你应该熟悉这些症状并对其保持警觉：

· 对于成人和孩子来说，HIV 的一般症状通常包括：体重显著下降、慢性腺体炎症、皮疹、持续腹泻、慢性疱疹、支气管肺炎、复发性轻度感染、流感症状、肺结核、久咳不愈、带状疱疹、鹅口疮、持续疲劳。

· 对于女性，HIV 也可能会带来其他一些症状，诸如贫血、尿路感染、尖锐湿疣、阴道溃疡、慢性阴道酵母菌感染、宫颈癌、宫颈切片检查异常，以及任何慢性妇科疾病。症状通常会在妊娠后很快出现。

· 对于孩子，以下症状也有可能暗示 HIV 的存在：反复发烧、呼吸困难、发育不良、发育迟缓、大脑损伤、慢性耳鼻喉疾病。

一方面，作为尽职尽责的心理治疗师，你需要获取足够的信息进而评估怎样才能最好地帮助来访者；另一方面，作为懂得如何尊重他人的访谈者，你需要有足够的耐心，从而在询问那些会让来访者觉得冒昧或无关的问题之前，先要尽力去理解来访者的态度和意图。一旦你收集到了数据，你需要像往常一样处理这些新的信息：先写下来，再在来访者离开后对它们进行思考。

疾病历史

对于如下一系列问题，最终你都应该从来访者那里获得答案。你不需要直接问来访者这些问题；相反，你需要在访谈中倾听与这些信息有关的内容。如果有必要进行询问，那么你应该先和你的督导讨论提问的顺序和时机。

1. 来访者的健康状况如何？是否正发生着什么变化？

2. 来访者最近一次去看医生是什么时候？因为什么？

3. 她定期做体检吗？

4. 她抽烟吗？

5. 她酗酒吗？哪种酒？喝多少？多久喝一次？

6. 她是否服用过违禁药物或毒品？哪种？什么频率？已经多久了？她是否曾经静脉注射过某种违禁药物或毒品？

如果来访者报告说当下正患有某种疾病或健康问题：

7. 这一问题或情况是什么时候开始的？

8. 多久发作一次？

9. 发作的时候，对她的日常生活会造成多大的不良影响？

10. 她就这个问题去看过医生吗？

11. 她是否曾经由于这个问题或其他问题住院过？

12. 如果是，何时住院的？住了多久？

13. 来访者是否正在服用某种医生开出的药物？服药是为了达到什么效果？吃了多久了？剂量是多少？她注意到任何的副作用了吗？

14. 她是否经常服用某种从药店买来的药物？为什么要服用这种药？多久服用一次？一次服用多少？她注意到任何的副作用了吗？

15. 来访者是否曾有过明显的性功能障碍？缺乏性欲？唤起或勃起困难？得不到性满足？

16. 来访者是否怀孕过？是否曾有过相关的并发症？

17. 来访者是否做过 AIDS 检测？她是否想过应该去做 AIDS 检测？如果是，为什么？

18. 来访者历史上是否有过面临感染 AIDS 风险的情况，比如用公用针头静脉注射毒品或药物、卖淫、在未进行 AIDS 检测前输血、与同性、双性或异性发生无保护的性行为。

19. 来访者当下，或曾经是否有过疑似 HIV 感染的生理症状？

其他历史：

20. 她小时候有过什么健康问题？

21. 问题是否严重到需要住院或手术的地步？

22. 她是否遭遇过严重的事故？

23. 她的双亲都健在吗？如果不，是因为什么去世的？

24. 她的兄弟姐妹都健在吗？如果不，是因为什么去世的？如果是，健康状况如何？

25. 来访者有孩子吗？如果有，还都活着吗？他们的健康状况如何？如果有死去的孩子，死亡原因是什么？

第四章　如何与家庭进行首次访谈

4◇ HOW TO CONDUCT THE FIRST INTERVIEW WITH A FAMILY

几乎在所有的机构里，你都会时不时地需要会见一些家庭成员。然而，"会见家庭成员"跟做家庭治疗并不相同。你也许偶尔会见一见孩子的亲人，为的只是了解一下他的日常生活。你也许会见一见孩子的父母，为的只是就家庭中某些特定的问题给出指导和建议。如果你在收养所或儿童福利机构工作，那么你肯定会见到孩子的家人。如果你在医疗设置下工作，那么你也许要约见病人的某位亲属，为的是讨论与住院或医疗方法相关的问题。以上这些情景都很常见，然而它们与以下情景不同：你所在的机构以家庭治疗作为心理治疗的主要形式；或者，你和治疗小组的其他成员都认为家庭治疗更适合来访者，因为这将会是最有效和最有益的干预形式。

本章将会介绍一些家庭治疗的基本概念，描述应该如何与家庭进行首次访谈，从而为你提供一些指导方针，帮你了解在评估家庭功能和判断该家庭是否适合家庭疗法时应该注意什么。就算你和治疗小组并不认为家庭疗法是干预的最佳选择，或唯一选择，本章也依然能够让你有所收获。因为本章的大部分内容适用于**任何**形式的家庭会见，同时也有助于你去理解家庭的动力。

就像介绍成人访谈的那章一样，我们将按时间顺序梳理与家庭进行首次访谈的过程。然而，在开始之前，我们有必要先校正一下我们之前对"来访者"的定义。在个体治疗中，你已经习惯了评估个人的症状、问题和力量，并评估家庭关系对该**个体**的影响。在家庭治疗中，我们把**家庭这个整体**看作来访者，而你要关注的则是家庭成员之间的**互动**。

家庭治疗甚至有着自己不同的语言体系，而这主要来源于"系统论"。在家庭治疗的语言体系里，我们假设交流是循环的：也就是说，每个行动都会产生一个反应；每个信息都会带来一个回应。在系统论当中，这叫做一个回路。可能把整个家庭看作一个气球会让你更容易理解一些：如果你挤一个地方，另一个地方就会鼓起来，而这个鼓包就是症状，通常也就是这个家庭前来寻求帮助的原因。家庭治疗师的工作就是去找出让这个家庭觉得被挤压的原因。

在思考一个家庭的症状时，请你记住下列五个症状多发地：第一是**父母之一**，第二是**父母之间的关系**，第三是**父母之一与孩子的关系**，第四是**孩子之间的关系**，第五是**孩子之一**。

当症状出现在一个孩子身上时，很可能他会由其他机构转介过来。比如，也许他逃学，也许他因一些违法行为扯上官司，也许他被确定有物质滥用的风险。还有可能是家庭自己来寻求帮助的，成员们会认为是这个孩子"需要改变"，因为他不服管教、性格孤僻、不愿吃饭或是爱和兄弟姐妹找茬打架。用临床术语来说，这些症状让这个孩子成为了"认定病人"。

不论这个家庭是否将问题归咎到一位成员身上，在做家庭访谈时，重要的是你应该从根本上怀有这样一个疑问：**虽然症状看起来只涉及一个人，但是它对于整个家庭又有着怎样的意义和作用？**带着这个疑问，你就能进而寻找到那个**全局层面的**问题，而不是被障眼法蒙蔽只看到问题的一方面或一个人的行为。

举例来说，一位少年逃学，或正在尝试吸毒。初看起来他这样做仅仅是为了伤害他的父母，为了毁掉父母对他的期待——甚至毁掉他口中自己为自己设定的人生目标。然而，你也许最终会发现，实际上他知道父母的关系正面临着危险，而他的行为不端正是为了让家庭免于破裂才出现的。毕竟，如果孩子出了问题，父母通常会把他们自己的争执搁在一边，转而去努力地帮助孩子。

疑问的另一种表达形式是，你可以这样问自己，"如果没有这个症状，这个家庭将会怎样？"在上文提到的例子中，误入歧途的孩子也许早已觉察到了事情的重要性：除非他成为家庭矛盾的焦点，否则他的父母将不断争吵，或是父亲将会离家出走。于是，孩子的症状**解决**了家庭的问题。那么，这就是我们对家庭运作进行思考的关键概念，即，**症状通常是解决家庭问题的方法**——虽然这个方法要么悲惨不幸，要么功能失常。

请记得问你自己

· 这个症状是如何解决家庭中存在的其他问题的？

· 那些问题可能会是什么？

在此框架之下，让我们看一看首次家庭访谈的过程。总体来说，你会先接到父母之一打来的求助电话，但是这并不一定意味着父母就要求接受家庭治疗。因此，你需要和你的督导事先讨论一下你所在的机构是否有与此相关的政策规定，从而决定要不要请全部家庭成员参加首次会见，什么时候见合适。即使在此时，你也不清楚对于他们的问题来说，个体治疗和家庭治疗到底哪种更为合适。

如果你所在的机构认为在一开始应该对整个家庭进行评估，那么你就应该试着安排一次首次访谈，让尽量多的家庭成员参加。然后，在这次访谈中，你的任务就是在合适的情况下重新定义问题，让他们知道这是一个影响着整个家庭的问题。

当然，除非你能**见到**整个家庭，否则根本不可能对问题进行这样的重新定义。然而，如果来访者打电话时没有要求接受家庭治疗，那你通常会遇到一些阻力。他们会觉得没必要让每个人都来参加首次会见。请注意这些阻力的**具体形式**，因为这将会是你了解这个家庭如何运作的第一条线索，这也可能暗示着一些关于家庭角色的重要文化差异。

举例来说，如果妻子说她丈夫太忙没时间参加，也许你就已经得到了一些很有用的信息：比如照顾孩子被认为是谁的责任？夫妻之间是否有潜在的冲突？家庭是否正在保护父亲？当然还有其他别的可能。

然而，如果你的目标是与家庭进行访谈，那么你的任务就是要让尽可能多的人参加。事实上，有些家庭治疗师会坚持如果有任何家庭成员缺席就不应该进行首次访谈。想实现目标最容易的办法就是向他们解释，说至少有一次访谈要求所有家庭成员到场是机构的政策，包括年幼的孩子。鼓励年幼的孩子出席是因为他们通常相当坦诚，而相比之下那些年长的孩子或成人则已经习得了家庭的规则，知道什么话能说什么话不能说。

甚至婴儿的出席也会传递很多信息，因为婴儿的出生总是会影响到兄弟姐妹之间以及夫妻之间的感情和关系。所以，如果父母以"他太小了"或者"他坐不住"为由拒绝让某个孩子出席访谈，那么也许你就能了解到这个家庭不愿意让孩子们了解某些信息，或是某个孩子在家庭里扮演着特殊的角色，抑或有可能真正需要关注和帮助的其实就是那个最小的孩子。

在你和别人讨论谁应该参加首次会见的时候，重要的是要记住"家庭"并不一定要包括爸爸妈妈和孩子。大原则是，邀请每一位住在家里的人参与会见，不论是叔叔、姥姥、男友，还是养子。不仅如此，如果在你印象中有其他人明显对家庭的行为有着重要的影响，那么也同样应该鼓励他们的参与，即使他们不住在家里。

很有可能你会发现有十多个人将会参加自己正在准备的访谈，而且他们年龄各异。这种情况带来了另一个家庭治疗与个体治疗之间的差异：如果你已经习惯了每次接待一位来访者，那么哪怕只有很少的几个人参加，相比之下你的首次家庭访谈都一定会让你觉得相当混乱。作为家庭治疗的重要原则之一，我们的对策就是：相比于个体治疗，在首次家庭访谈中，治疗师的角色要更加的积极主动，更加类似于"掌控者"。

随着我们不断推进访谈的进程，你将会越来越清楚应该如何做到这一点，并且对时机有更好地把握。但是，你的首要工作是安排治疗所需的场所。即使场所不太理想，它也必须足够容纳所有人就坐。对你来说同样重要的是，要出去迎接这个家庭——所有家庭成员。之所以强调所有成员，是因为你要让每个人明白你重视他的参与。所以，你必须单独问候并称呼每个人，不论男女老少。在他们进入你的办公室之后，允许家庭成员坐在任何他们觉得舒服的地方。请注意他们对于座位的选择。

有没有谁告诉另一个人他应该坐在哪儿？妈妈和爸爸有没有挨着坐？有没有一个孩子坐在这群人的边缘？有没有一个孩子坐在父母之间？姥姥有没有鼓励孩子坐在她身旁？在家庭成员们纷纷坐定之后，他们的地理分布会代表着他们的关系：谁和谁是盟友，谁是局外人，谁负责保护谁，等等。

在访谈的初识阶段，你将会感觉到谁想来见你，谁不想来见你。也许你会惊讶地发现那个被认定有问题的孩子实际上很希望来这里。相反，也许你会发现他是因为家庭或某些相关机构的要求才来的。你可能会感觉到某人抱有希望而某人感到绝望。但是，在此阶段，你的首要任务是让这些家庭成员感觉到你对他们每个人的兴趣。

在某一时刻，你会感觉到你们彼此的介绍已经结束，或是某位家庭成员干脆直接提起了他们前来治疗的原因。如果没人提起，你应该主动让互动过渡到一个不那么具有社交性质的工作状态，你可以问一个简单的问题，比如"是什么让你们想来接受治疗？"或者"我能怎样帮到你们？"像个体治疗一样，你要去倾听这个家庭的故事，但实际上情况将会很复杂，因为会有不止一个人讲这个故事。如果有人已经开始讲了，那么这个人可能就是这个家庭的代言人。在绝大多数情况下，这个代言人就是最初联系治疗的那个人。

如果是父亲（或代理父亲①先开口，这也许意味着这个家庭是按照父系等级制度所组织和建立的，每位后继者将在家庭中拥有相对更小的权威性——这也许反映了这个种族和文化的价值观，而如果你想帮助他们就必须尊重这些观念。如果是母亲（或代理母亲）先开口，你也许会对这个家庭的性别角色了解到更多的信息，从而意识到在这个家庭或文化中女性角色的重要性。

请记得问每位家庭成员

· 他认为家庭当前的问题是什么？

· 这个问题对于他当前的生活有什么影响？

重要的在于，你要记得让每位成员都有机会发表评论，表达他怎么看待家庭正在面临的困难。在家庭治疗的语言体系中，这叫做"加入"每位家庭成员。你要做的不是让一位成员替所有人说话，也不是和这一个人就他们为什么求助进行深层讨论。与之相对，你应该在 Alex 的母亲说"Mary 和 Alex 总是打架，这就是我们家的问题"之后，问问 Alex 他怎么看待家庭的问题。通过这种方法，你让每个人都了解到你是信息的收集者而不是家庭中任何一位成员的盟友。如同个体访谈一样，你应该把自己想做一位身在异国他乡的游客。差别只在于，这回你为了了解当地的风俗需要和很多人而不是一个人去聊天。

在你聆听每位成员对家庭困境的认识的时候，你要留意去听这个家庭使用的关键

---

① 代理父亲是指在家庭中充当父亲角色并行使父亲职能的男性。——译者注

性习惯用语，去听那些反复出现的重要主题，去听他们相互交流的模式。所有这些信息对你来说都是价值非凡的，它们能够让你理解每位家庭成员如何看待家庭的问题，每位成员又受到了怎样的影响。

访谈的这一阶段有一个不太明显但同样重要的作用：允许每位家庭成员，也许是**他们**平生第一次，有机会聆听他们的同胞、父母或子女怎么看待家庭的问题。如果你营造了一种充满关注和兴趣的倾听氛围，他们也许就会觉得不需要为自己进行太多防御。他们会更能够倾听——并思考——别人在说什么。

这种加入的作用在于，让每个人都清楚他们的声音有机会被听到，并且至少在那一刻，让他们知道是你在负责安排由谁来说，什么时候说。这样就会让正处于冲突之中的家庭成员们安心，尽管他们也许暂时还是会对某个问题表达出一致的态度，但是在觉得安全的时候他们会慢慢敢于说出自己不同的意见。

在首次访谈的过程中，在某人说出了自己对问题的看法之后，有时会发生争论甚至争吵。就算首访在和平中度过，冲突也迟早会出现。请注意出现分歧后发生的事情。谁，通过怎样的方式，实现救场或控场？父母之间是步调一致还是相互拆台？会不会有一个孩子通过捣乱的方式把大家的注意从冲突上引开？有没有人进行威胁或是表现出过激反应？大人们会不会望着你期待由你来控制局面？

如果最后一种情况发生了，即这个家庭期待由你来控制局面，那么你应该尽量避免充当警察的角色，除非你担心有人将在冲突中受伤。不难理解，在这种情况下，观察家长的应对方法非常重要，哪怕他们的应对就是不做应对。然而，如果必要的话，你应该让他们知道，他们可以**畅所欲言**，但是不能**为所欲为**。你应该重申每个人都有机会发言，但是要一个一个地说，否则谁也听不清谁说了什么。在此之后，你就可以回过头来继续询问每位家庭成员对问题的看法和理解了。

以上这种方式能起到如下效果：首先，你让每位成员放心地知道他有发言的机会；其次，你让成员明白最好不要打断别人的发言；再次，你让成员们了解到每个人在这里都会得到公平的对待。在此阶段，你主要应该鼓励家庭成员和你交流，而不是他们之间互相交流，因为他们已经互相交流好多年了，但这种交流很可能并不能让他们完全满意。

一旦听完了每个人对当前家庭问题的认识，你就应该去了解一下迄今为止他们是如何处理这个问题的。在大多数情况下，某个人或其行为会被认定为是起因，而这个家庭会花费很多的时间和精力去试图控制这个人。但是，你也要注意倾听这个家庭在处理问题方面所展现出的力量，并寻找这个问题之所以对他们来说如此重要的原因。这样，你就能让自己在倾听的同时所发表的那些评论更加正面，更加积极，而不是不停地指责或者只会表示同意。

举例来说，一位 18 岁的少年也许会抱怨父母让他没有任何自由。他也许会告诉你他的妈妈会监听他的电话，他的爸爸要求他在晚上 10 点之前把车开回家，而他所有的朋友都能在外面呆到午夜 12 点。

如果从个体的维度对行为和动机进行评估，那么你也许会认为以上的情况有可能源于来访者父母的过度保护，他们不了解当今青少年的生活。在这个时候，非常重要的一点是，你要记住家庭是一个整体。父母的态度也许真实地反应了这位少年在责任感方面的欠缺。或者，这些重要信息也许反映了父母儿时所接受的教养方式。你也许会发现，在夫妇二人儿时所生活的家庭中，他们的父母不够关注孩子们的需求。所以对于这对夫妇来说，成为好的父母就意味着需要密切关注孩子的行踪。或者，这位父亲儿时与自己的父亲关系疏远且充满矛盾，于是他立志要和自己的儿子非常亲近，因为他认为如果不这样的话儿子最终就会与他渐行渐远，就像他和他的父亲那样。

关键在于，到现在为止你还不清楚为什么父母习惯于这么极端的管教方式，至少是表面上极端的方式。因此，很重要的一点就是，你要尽量把他们的做法从最积极的角度去描述。比如，你可以和这位少年说，"你的父母非常小心谨慎"或者"你的父母显然非常关注你的安全"。这样的评论一方面让父母放心你不会攻击他们的育儿理念，另一方面也向这位少年呈现了另一种解读父母行为的方式，从而保留了进一步探索的空间。

这个例子引出了另一个你在进行家庭治疗时需要关注的重要问题。不同于个体治疗，在家庭治疗中，你的工作是此时此地的；也就是说，你关注的是在治疗室中正在发生的互动。所以，不同于个体治疗的首次访谈，你不太应该鼓励，甚至是应该劝阻某位成员不要去进行详尽的历史回顾，为的是让大家更多地参与对于当前问题的讨论之中，更好地探索这一问题给每位成员当下生活所带来的影响。

然而这也有例外，那就是如果你有理由相信某一位家庭成员，尤其是那位看起来引发了家庭问题的成员，正面对着一些巨大的情感挑战的时候，比如最近对他来说非常重要的人物的死亡，或者他正处在从酗酒，或某种精神病性疾患中恢复的早期阶段。所有这些情况都不意味着我们不应该去做家庭治疗，而是说家庭治疗也许会让这位认定病人感觉到更加脆弱，变得不太能保护自己免受家庭成员态度的负面影响。你在首次访谈中的任务之一就是去评估，是否对于这位成员来说现在进行家庭治疗会显得太过困难，进而去与你的督导和治疗团队讨论，是否以亚组的形式会见家庭成员或进行个体治疗会有更好的效果。

除非是遇到这些例外的情况，你始终都要让自己聚焦在家庭内部的互动上，而不是聚焦在每位成员的过去和他们的个体心理动力上。然而，在这样做的时候，你需要警惕某些"鬼魂"的存在：一些活人或死人的行为或态度，当下正余音绕梁般地影响着这个家庭。比如，在前文涉及的18岁少年的例子当中，你也许会听到他妈妈说，"**我妈妈**从来都知道我是在和谁通电话"。这也许提示着当前家庭之外的某人的态度或价值观正在侵害着家庭成员之间的关系。

在倾听不同家庭成员分别对问题进行描述的时候，你同时也会了解到一些问题发生的**背景**。你也许会发现爸爸刚丢掉工作，或者他们刚搬过家，或者一位成员刚刚加入或离开这个家庭。所有这些类似的因素，都能改变家庭的平衡；对它们进行的探索将有益于你的评估，让我们更好地了解家庭是如何适应变化的，了解这种适应是否称得上良好。结合你对这个家庭以往应对问题方式的了解，刚刚提到的评估将会给你提供很多线索，让你知道你正在处理的是一个长期存在的功能失常，还是一个暂时的可被移除的障碍。这样，你就能更好地帮助这个家庭继续它的成长和改变。

请记得问你自己

问题发生的背景是什么？

在评估家庭适应性的时候，另一个有用的方法是去注意这个家庭的交流系统的运作方式。这个交流系统将会在访谈的下一阶段显现得更加清晰，因为那时你将鼓励家庭成员之间就当前所面临的问题进行交谈。为了开启这一阶段，你可以建议 Alex 告诉那位总和他打架的姐姐，到底她做了什么让他想动手打人。如果 Alex 开始和姐姐讲话而随后妈妈打断了 Alex，那么你就大概明白了妈妈也许是家里的"交换机"；也就是说，在这个家庭里，人们并不会直接与彼此交流。他们的交流通过"交换机"来进行，而这个"交换机"也许会打断、修饰或将这些信息改变成更容易被接受的形式。

或者，在妈妈打断 Alex 之后，爸爸又会打断妈妈，于是你就会发现爸爸总是那个最后下定论的人，或者妈妈和爸爸就应该如何教育孩子争执起来，或者爸爸和 Alex 站在一边而妈妈和姐姐结成联盟。或者，姐姐也许会告诉 Alex 他为什么这么做，这意味着在这个家庭中每个人都会去"解读别人的思维"，而你就有必要帮助家庭成员们理解，他们是不同的个体，不一定会以相同的方式进行思考。

在这一阶段中也会出现很多关于其他重要的家庭动力的线索：家庭成员们能够在多大程度上容忍差异。如果某一位家庭成员看起来像个局外人，那是不是因为他不同意多数家庭成员关于当前问题的共同意见？每个人都需要去努力消除家庭里存在的不同意见吗？会不会有人压制别人的观点？他们有没有表达出"家丑不可外扬"的意思？

最后这种情况也许真的会让这个家庭觉得家庭治疗这种新的体验很不舒服，不过，随着家庭成员们越来越习惯这一过程，这种不适也会逐渐有所改变。或者，这种情况暗示着更为复杂的恐惧，这个家庭害怕如果不同的意见可以被自由地表达，那么大家到底都会说出些什么话来。比如，这个家庭也许知道妈妈有重度抑郁的倾向，而她将这归咎于"持续的口角"。于是，强制保持一种愉快的氛围和统一的态度，也许被视为让妈妈免受疾患影响的必要手段。

　　或者，这个家庭也许保守着一个秘密。也许家里有性虐待行为；父母之一和至少一个孩子很清楚这件事，但他们也许相信其他家庭成员都不知道。或者，父母也许决定保守一个秘密不让孩子们知道，如，姥爷自杀了。又或者，这个秘密也许远没有这么糟糕，只是这个特别的家庭中的有些成员认为它太过可怕：比如，妈妈以前曾经结过婚，或是爸爸其实并不是大学毕业。

　　秘密常常是家庭功能失常的一个原因。也许一些成员知道而其他人不知道这个秘密，于是就造就了联盟和局外人这两个亚团体。一些诸如乱伦或酗酒的秘密，无疑会对家庭的完整性造成实际的威胁。所有这些秘密都能让我们更加了解这个家庭的交流方式。你必须对这些家庭秘密的存在保持警惕，但也不要把这种情况和家庭成员的个人自由弄混。

　　个人自由关系到你应该在倾听家庭成员们谈话时问你自己的另一个重要问题：谁在做主？这个问题最简单的表述方法是：父母是不是像父母而孩子是不是像孩子？是否因为爸爸太容易对钱感到焦虑或者妈妈胆子太小不愿意出家门，有一个孩子就不得不去支付各种账单或接送弟弟上下学？如果奶奶和家人一起生活，那她对待爸爸的方式和家里其他孩子的方式一样吗？奶奶能够认识到自己是住在儿子家而不是自己家吗？妈妈会把她的性生活说给儿子听吗？

　　最后一种情况涉及了判断力的问题，也涉及了不同辈分的家庭成员之间应保持适当边界的问题和个人自由的问题。如果一个家庭对于这些边界太过严格，那么也许它最终需要在你的帮助下接受这样一个想法：也许让孩子们承认，如父亲不是大学毕业，并不会让他们那么痛苦。事实上，为保护父亲而守护这个秘密也许最终会比公开这个秘密对家庭造成更大的伤害。

　　另一方面，对于那些代际边界相对模糊的家庭，隐私会被不加判断地倾诉和公开，你的任务也许就是促使父母重新建立合适的代际边界，澄清每位家庭成员应该扮演的角色。换句话说，问问你自己：这个家庭是否需要在你的帮助下增加或者减少成员之间的分享？

记住

一定要对问题进行"重构",从而让每位家庭成员都不会受到指责,让每位家庭成员都能看到当前的这个问题给自己生活带来的影响。

相比于个体治疗,在家庭治疗中,首次访谈的最后一个阶段也在某种程度上有所不同。家庭治疗师通常会认为,问题的"重构"非常重要,尤其是当这个家庭认为问题出在某位特定成员的身上时。你应该尽力去引导这个家庭,让他们理解他们所面对的是一个共同的问题,一个处在系统之中的问题,而不是只与某一个人有关的问题。在前文提到的那个 18 岁男孩的例子中,你也许可以说,"现在的情况是,对于儿子应该保持多大程度的独立性这件事,你们三个人有着不同的意见。而这种想法上的差异让你们的儿子感觉自己受到了限制,而你们却在害怕和担心自己有没有尽到家长应尽的责任。也许在下次见面的时候,我们可以开始探索一下有没有一个中间地带,能够既让孩子感觉到一些独立性,又能让你们俩不会那么担心。"

与首次个体访谈中的工作相似,你都是在努力地对来访者的问题给出一个定义,这个定义既需要能让来访者感觉合适,又需要能代表你们对于今后工作重点的一致意见。相比之下,家庭治疗的不同之处在于,你要指出问题对每位成员和他们之间互动的影响,而不是只关注某一位成员的行为和感受。这也意味着:为了让你们的工作达到更好的效果,整个家庭都应该继续参加治疗。

家庭成员也许会同意你的意见,也许会不同意。如果他们同意,你就需要为今后的会见安排一些比较合适的时间,方便让每位成员都能参加。如果找不到一个大家都方便的时间,你就会面临两种风险:第一,家庭成员将再度决定谁最需要帮助;第二,只有参加了本次访谈的成员才会觉得下次治疗的时间合适。你需要向这个家庭明确地表明:即使你和不同的成员组合轮番见面,治疗也不会有太大的帮助和效果,因此,你需要与**整个**家庭进行约定。

如果家庭成员不同意你的建议,那么你就能了解到更多的他们对于分享信息的恐惧,了解到他们对于改变的恐惧,或是了解到这个家庭觉得保护某个成员有多么重要。这时你会觉得进退两难。

一位有经验的家庭治疗师也许会向这个家庭说，如果这个家庭不愿意被视为一个整体，她将无法提供帮助。然后，她可能会将他们转介到其他某个专注个体治疗的机构。然而，鉴于你有限的经验和机构具体的要求，对你来说更好的办法也许是，告诉他们你需要思考一下怎样才能最大程度地帮助他们，然后跟他们约定几天之后通一次电话。在这期间，你应该向你的督导和治疗团队呈报案例，从而得到一些有关未来工作的指导。

当然，这也有例外。如果你觉得那位认定病人（或者其他某位家庭成员）处在危险之中，你也许就应该为他安排一次个体治疗，从而让他有机会更自由地表达。当你感觉到有躯体虐待或性虐待发生的时候，这一点尤其重要。还有一种例外就是，在你感觉到某位家庭成员有可能伤害到自身或他人的时候。

在这种情况下，你的做法很可能会让这个家庭确认了他们的想法：问题只出在了一个人的身上。此时，你只能做出主观的判断，接受情况恶化的可能。不过，你要记着：在未来的某个时候，如果有机会的话，一定要回过头来继续和整个家庭一同进行的工作。

第五章　如何与儿童进行首次访谈

5◇ HOW TO CONDUCT THE FIRST INTERVIEW WITH A CHILD

和很多临床工作者一样，你的第一个想法也许会是直接跳过这一章不看。这要么是因为你的工作不包括接待儿童，要么是因为你更愿意和成人一起工作。尽管事情也许确实如此，尽管你可以把自己的案例仅限于成人，但是你可没办法只接待没有孩子的成人来访者。并且，即使你真的做到了只接待没有孩子的成人，那你也更不太可能只接待从来没做过孩子的成人。

换句话说，有的时候你必须要知道一些与儿童和发展有关的知识，掌握一些与儿童进行访谈的基本技能。让我们先来探索一下成人访谈与儿童访谈之间的异同。

首先，为了更好地阐述本章后续的内容，我们要对"儿童"达成一个一致的定义。尽管本章的很多内容同样适用于更小或更大的儿童，但是我们讨论的重点却是5~10岁的这个年龄范围。原因在于，不同于更小的儿童，这个年龄段的孩子已经掌握了言语能力并且已开始和外部世界进行互动；不同于那些更大的儿童和青少年，他们的决策和行动仍然主要在养育者的控制之下。

上一段的最后一句话让我们意识到了儿童与成人在参加心理治疗时的第一个显著差异，即，传统意义上讲，很少有儿童是自愿来访者。他们极少会感觉到自己需要接受治疗，甚至会根本不知道有心理治疗这种东西。

同样，治疗师也经常会为儿童需要不要接受治疗感到困惑和怀疑。毕竟，童年应该是一段天真无邪的时光，这时的生活应该是无忧无虑的。就算我们的成人来访者常常描述一些童年时期悲惨经历的生动记忆，想到儿童能在这么小的年纪就经历这么多痛苦还是会让我们感到惊慌失措。然而，残酷的现实是，他们确实经历了这么多痛苦，他们常常还能意识到这一点，并且他们需要在理解你在做什么之前就得到你的帮助。

在大多数情况下，儿童之所以进入你的视野是因为别人觉得他们有问题。那些学校辅导员、教师、儿科医师、营地辅导员、儿童福利机构或只接待成人来访者的诊所都有可能成为转介源。或者，父母本身也会担心他们孩子的心情或行为，当然对于行为的担心会更为常见。

在面对这类转介的时候，你需要注意它们的来源，因为这将成为你了解到谁正在为这个孩子担心，谁觉得他有问题的第一个线索。如果不是父母，那么父母也许不一定会同意他们的孩子有问题，而且要不是担心孩子有休学或是退出夏令营的风险，也许父母根本不会让她来接受治疗。这是你在准备和父母初次见面之前必须谨记在心的。所以你不要想当然地以为父母一定会明白治疗工作将如何进行，以为父母一定会相信治疗会对他们的孩子有所帮助。

你还要在头脑中想一想这个问题，"为什么是现在？"也就是说，到底是这名儿童当前生活中的哪些压力和变故引发了别人对她的关注？这一变故是否是这名儿童自身的一些变化？还是说变故发生在她的周遭环境里，如离婚或是重要他人的离世？换句话说，是孩子身上已经展现出了一些以往经历所带来的负面影响，还是说有人预计到了她即将会受到某些事件的影响？

当你已经对这些问题有了一个基本框架的时候，你的下一个任务就是谋划一个适合对儿童进行访谈的场所。在你开始准备的时候，要记住你的目的不是让孩子开心，而是像往常一样去收集那些有利于帮助来访者的信息。只要理解了这一年龄段孩子的沟通方式，你就不会在运用工具和收集信息方面遇到太多的困难。

成人主要通过语言和文字来加工、认识、并描述他们的生活。与此不同的是，儿童常常把他们的感受、害怕、担心，以及对周遭事物的理解和误解见诸行动。这种形式的沟通是象征性的，并且充斥着比喻。他们的表达可以是详细和复杂的，充满了幻想和想象，也可以是空洞和极端的。儿童的表达方式叫做游戏。

在这里，游戏的含义也许看起来和你以往学过的定义不同。以前你认为的"游戏"指的是一项**完全**为了娱乐而做的活动，而这里的游戏是指一种儿童对于其内部世界的表达，一种语言。以前你学过的那种定义是一种对于游戏的误解，也是一种对于儿童的误解，即，他们的脑子里没有烦恼。讽刺的是，事实与另一种对于儿童的误解也正相反，即，他们真的就是小大人儿。

真实情况是，儿童既不像我们有时愿意相信的那么简单和单纯，也没有他们有时显现得那么复杂和世故。当儿童习得语言的时候，**看起来**就好像他们不仅理解了这些文字本身，还理解了成人能理解到的这些文字的**意义**。如果停下仔细想想，你会发现显然儿童不可能完全理解那些连成人都要穷极一生才能去领悟的事物。然而，还是会有人以这种错误的方式去对儿童的思维进行假设。因此，在和儿童探索**她**所理解到的自身经历背后的意义时，请你务必要提防这种错误。

记住

游戏是一种语言。

你肯定想知道，如果一名儿童没法用文字表达自己的感受，你应该如何跟她交流？这难道不意味着没法对她进行治疗了吗？不一定。事实上，儿童治疗中的一个有趣的地方，也是矛盾的地方就是：尽管儿童不太擅长用文字和言语表达感受，但是他们也很少受到社会压力的约束和抑制，所以在一些方面他们反而能比成人更加自由地表达自己的感受。而且，如果一名儿童只是不能用简洁的句子描述自己的体验，那么这并不意味着在你用她能理解的话描述了这些感受之后，她就不能认可和接受你的描述。最后，你要帮助的并不是一个已经活了二十、三十或四十年，一直努力与痛苦做斗争的人。孩子的痛苦和困扰正在此时此地进行着。你的工作就是去创造一个良好的氛围，以便让她的这些痛苦和困扰得到认真地对待和澄清，并且让这些痛苦和困扰最大可能地在那些关心孩子的人的努力下得到改善，从而让孩子能够不受这些问题的阻碍，继续她的成长和学习。

下面我将会告诉你应该如何开始这个过程。先找一处安静的地点可以让你和孩子的会面尽量不受干扰和分心。如果你要用自己的办公室而且不想和孩子在那里玩耍的话，先搬走那些可能会引发孩子兴趣的东西。在你习惯了进行儿童访谈之后，这个问题会不再那么重要，因为那时你将会变得擅长设置一些合理而清晰的限制；然而，在刚开始的时候，你很可能会因为担心孩子打碎你的宝贝而分心。尽管这类情况少有发生，但它们的确能成为焦虑的来源。

下一步，为孩子和其他有必要出席的家庭成员提供足够的座位。父母也许会把孩子的所有兄弟姐妹都带到等候室，甚至包括从底特律前来探望的孩子的叔叔；然而，如果可能的话，你需要和你的督导事先澄清一下，首次访谈仅仅是父母和被关注的那个孩子，还是其他家庭成员也要来。确保你的办公室有足够的空间容纳每个人，不然就去找一个更合适的地方。

与儿童进行首次访谈之前要做的事

· 安排一处合适的地点，准备好纸笔。

· 问你的督导都应该让谁参加访谈，什么时候参加。

· 问你的督导应该怎么跟父母和孩子讨论与保密有关的问题。

访谈的地方应该有一张小桌子，你还要在它旁边合适的距离放两把椅子——一把给你，一把给孩子。如果没有这种桌子，你也可以用办公桌的一角来代替。准备好这些之后，最好能再去弄几个玩具过来。

然而，上句话里有两个关键字。第一个是"最好"，这说明玩具不是必要的。第二个是"几个"。请记住，你的目的不是让孩子在众多选择面前不知所措，而是给她可以借由表达自己的工具。如果你确实能找到玩具，一定不要选太多。在你挑选玩具的时候，考虑一下孩子的年龄、种族和性别，但不要仅限于这些标准。儿童很有想象力，他们能够凭借很少量的玩具就找到表达自己的方法。

最管用的方法通常是找几个比较能代表不同家庭成员的小人儿或动物。也许还可以再来几辆玩具车。也可以弄一只泰迪熊或是其他的绒毛玩具，或者弄一副桌游。这些都是不错的选择，没有哪种玩具必不可少。事实上，在与儿童进行首次访谈的过程中，唯一必要的工具就是几支带橡皮的铅笔和几张标准大小的白纸。当然，如果你有蜡笔、马克笔或者彩纸就更好。如果没有，你照样可以进行一次非常有所收获且令人愉快的儿童访谈。

那么让我们假设现在已经万事俱备了，而这个孩子和她的父母正坐在外面的等候室里。如同其他类型的访谈一样，现在你需要出门迎接每位家庭成员——而且是以相同的举止礼仪。这意味着你要向每个人问好，向每个人做自我介绍。这也意味着你的声音和举止即便在跟孩子交谈时也不会变得孩子气。如果一个孩子说话奶声奶气，那么这是有意义的；如果一个治疗师说话奶声奶气，那么这是不合适的。

你的机构或督导也许对于你接待家庭成员的顺序有某种特定的要求，比如，先见父母，先见孩子，等等。如果他们没有给你专门的建议，那么在访谈的第一步同时去见父母和孩子是一个不错的选择，除非你事先知道他们家里发生了一些孩子还不知道的灾难性事件——如，亲人亡故、被告知有人（甚至可能就是这个孩子）患上某种绝症、强奸。在这些情况下，或者如果父母特别要求的话，你最好从访谈父母开始，先不要让孩子参与。然而，如果你这样做的话，应尽量给等候室里的孩子找些事做，向她解释你虽然是先和父母见面但她很快就有机会加入你们的谈话。而且，如果这个孩子年龄很小，你也许应该带她看看你们的房间在哪，房间号多少，以让她知道在需要的时候去哪里能找到爸爸妈妈。

所以你还是最好从集体会谈开始。你的第二选择才是先见父母不带孩子。万不得已的选择才是从单独会见孩子开始。为了能认识到这种做法何以这么不可取，你有必要停下来想想父母在意识到——或者被别人告知——自己的孩子需要接受心理治疗时会是什么心情。

当他们下决心——不论出于什么原因——带孩子接受心理治疗的时候，几乎所有父母，甚至那些自身就很擅长心理治疗的父母，都会觉得悲伤、困惑，或（最重要的）觉得也许他们没有尽到本应该尽的责任。他们也许会担心自己的孩子觉得更容易得到你的理解而不是他们，或者更喜欢你，或者他们也许认为你将会就孩子的问题责备他们。他们也许不会把这些感受说出来；然而，在每次与父母的访谈中，你必须时刻小心他们会不会这样想，因为你随时有让他们觉得欠缺、愧疚或是不被尊重的风险。而且你必须谨记，一旦这种情况发生，很有可能你将会失去这位儿童来访者。

为什么？如我们之前所说，这个年龄段的孩子并不是自愿来访者。他们不是自己要来寻求帮助的。他们不能为自己的心理治疗支付费用。他们不会和别人协商。通常，他们没有能力自己坐公交去你的办公室；即使他们能，如果父母不让，他们几乎也肯定来不了。即使这孩子也不知怎么的就真的自己就来了，很可能治疗也不会起什么作用。所以，总而言之，言而总之，如果你不能在帮助孩子的过程中同时留住父母或养育者，并且让他们参与其中，那么孩子很可能就得不到帮助。

留住父母或看护者并让他们参与其中也许并不容易——这不只是因为他们可能会体验到上文描述的那些负面感受，还因为你对父母的情感时而也会变得敌对、消极、或者充满责备。也许你甚至会惊讶自己怎么会和这样的一对父母进行访谈。

我们都希望这样的感受不会出现。然而，正如在关于虐待和忽视的第十一章中显而易见的那样，在当今大多数心理治疗的情境下，我们注定要见到这样一群孩子，他们之中有些没得到应得的保护，有些目击了本不该看到的场面，有些承担了本不应承担的责任。在这些情况下，你也许会对父母感到气愤，或者体验到一种非常想要拯救孩子的强烈愿望。这些感受通常是可以理解的，在一些情境下它们也不算罕见。然而，如果你不能通过督导过程摆脱这些负面感受，不能找到一些其他的方法让它们不要妨碍到你和孩子父母之间关系的建立，那么你最好还是把这个孩子转交给那些能够做到这些的同事，因为那样会让孩子得到更多的帮助。

那么，明白了这些道理之后，让我们假设你已经做好了接待父母和孩子的准备。然而，在正式接待之前，你需要特别注意一下这个孩子的年龄。这样做的原因在于，除了那些其他首次访谈都会涵盖的例行观察之外（家庭成员不寻常的躯体特征、谁和谁说了什么、人们互相交流的语气），你还应该问自己一个非常重要的问题：这个孩子说话、办事、外貌、装扮符合她的年龄吗？

问你自己

这个孩子说话、办事、长相、打扮符合她的年龄吗？

这个问题看起来也许有点古怪，甚至显得是在批判。并非如此。孩子不一定会显得比实际年龄小。与此相反，她也许会显得年龄更大。不论哪种情况都值得你去关注，因为孩子经常通过表现得与其发展阶段不同步而让你知道他们遇到了麻烦。因此，你能得到的第一个线索往往就是孩子最初的举止。

所以，你需要留意孩子的"表面"年龄与实际年龄。这并不意味着你必须要知道或者能通过回忆自己的童年想起五岁、六岁或七岁的孩子"应该是什么样"。放心，你不用费力就能发现一名七岁的儿童在代表妈妈说话时的那些不对劲儿的地方。还有，在这一阶段你不需要关注那些细微的差异。如果一个孩子不仅吮拇指还躲在妈妈后面，你也许没法确定这对于一位六岁的孩子算不算正常，但你肯定知道这对于十岁的孩子是不正常的。随着父母和孩子越来越放松，你同样应该注意这些行为举止会不会在访谈过程中有所变化。你尤其还要注意这些行为举止会不会在父母离开房间让你和孩子独处时发生变化。

不过，等不到你和孩子独处访谈就会先开始。如果没有哪位家庭成员替你开场的话，你就得自己主动说些什么了。一种比较不错的做法是，你可以用放松的口气问一个尽可能中立的问题，比如，"我该怎样帮助你们？"或者"那么，是什么问题让你们来到了这里？"即使这些问题听起来有些老套，它们确实可以为你的角色进行最初的定义——尤其对于这个孩子来说。一位充满关切的、中立的成人。你不是老师，你不是父母，你是一位友善的成人。你要让孩子知道，在她能够感觉到舒适和安全之前，你都会和她保持一种彼此尊重的躯体和情感上的距离。在你向她微笑时，她也许会回以微笑，也许不会。在和父母进行交谈之后，你要尽量让孩子也进入讨论。她也许会加入，但不一定。

不过，在这之前，你要先听听父母或养育者是怎么定义当下的问题。对于这个年龄段的孩子来说，你可能会听到父母如下这类说法，"她总是哭个不停"，"她在学校打别的孩子"，"她从不关注任何人"，或是其他一些有关情感的行为表现。你还会了解到这个对于问题的定义是否来自别人而非父母，如果是，那么你需要知道父母是否完全同意这种观点。在这种情况下，你需要找机会征得父母的书面同意，以便直接和那个最初定义孩子问题的人进行沟通。

在倾听父母陈述的时候，除了谈孩子的问题之外，你也会听到一些他们自己有关这一问题的负面情绪。有时父母会描述他们自己的不足和失败，或是他们自己生活中的痛苦带来了很多养育子女方面的困难。有时你会听到他们因为孩子不努力或不听话而感到的愤怒或沮丧。有时你听到的只不过是一些十分常见的困惑而已。

有时，你听到的一些事会让你惊讶这种事到底该不该让孩子听到：那些关于离婚、谋杀或者其他情景的生动的细节描述。你无法想象怎么能当着五岁孩子的面谈论这些。这时，你可以让父母知道你们有其他机会在孩子不在场的情况下谈论这些细节。

成年人有时认为虽然孩子离得很近但她根本就没在听。或者，父母太着急说这件事了以至于忽视了孩子的存在。在这些情况下，如果你劝他们停下来，让他们别去说那些不适合在孩子面前说的话，也许他们会觉得感激。然而，有时父母也会继续谈论这件事，那么由此这个孩子的日常生活就可见一斑了。

在你倾听父母说话的时候，可以适当分一部分精力去关注发生在房间里的那些非言语交流。当父母在描述当前问题的时候，孩子怎么**表现**？他们会进行眼神交流吗？他们会彼此触碰吗？当你看孩子的时候她会看你吗？她是不是看起来根本没在听？她有没有坐立不安？她有没有坐得离父母中的一方近一点儿或远一点儿？她看起来害怕吗？父母中有没有一位努力把问题描述得让孩子听着更舒服？孩子看起来放松吗？孩子有没有表现得毫无兴趣？她安静吗？她有没有给自己找点事做而不管你们在说什么，或是做些让你和父母分心的事？

在父母对当前问题进行最初描述的时候，你需要立刻有所意识，抓住机会把孩子拉进来一起讨论。通常的做法是，以一种感兴趣的、放松的方式问她，知不知道妈妈或爸爸（或其他人）为什么会带她来这里。尽管你知道大多数孩子都会对这个问题感到毫无头绪，你还是需要问这个问题。

这样问的目的在于引导孩子说出她对事情的理解，也就是说，她**觉得**为什么自己会被带到你这里。进而，你可以借此了解到她的期待和顾虑。她的回应通常可以被分为如下三种类型：第一，她也许会耸耸肩，说她不知道或者忘了，这时她的父母会表示惊讶，因为父母之一确实曾经告诉过她**一些**此行的目的；第二，她也许会表示她觉得你是个"医生"，你应该借此机会问问她觉得在这间"医生的办公室"里将会发生什么；第三，她会告诉你她之所以在这里是因为**她自己**有问题，比如，"我坏"，或"我乱丢食物"。如果一个孩子做出了这类反应，她有可能进而会为逃避责任进行解释，如，"Denise 坐我旁边，她总给我找麻烦，"或者"老师总在我身上挑毛病。"

无论这个孩子的反应如何，这都无疑证明了儿童与成人之间的一处重要差异：儿童不会去思考自身的行动和感受之间的因果关系。也许你会从这个年龄段的孩子身上听到很多她对为什么那样做的解释，但是你却不太可能听到如下类型的话，"我打其他孩子是因为我对我的继父感到气愤，"或"如果不是我妈妈整天冲我大喊大叫，我是不会在老师让我坐下的时候哭泣的。"

另一方面，你也许会立刻得出某种结论。你也许会意识到自己在自言自语，"孩子，如果我爸爸那样和我说话，我也去会打其他小孩的"，或者，"如果我七岁时背负着这么多责任，我也会抑郁的"。在这种情况下你很容易会认同孩子，并且想要马上让她感到好过一点儿。但是，重要的是要记住：如果你不能理解到让她感觉糟糕的**真正**原因，你是不可能让她感觉好起来的。

对于她的问题来说，爸爸和她说话的方式也许是次要的，也许是无关的，或者她的爸爸只有今天在你办公室里才会这样，因为他紧张、不安或害怕自己的孩子遇到了大麻烦。或者你也许会慢慢发现，这个孩子身上背负的责任——不论你觉得它们对一个七岁的孩子来说有多么不合适——实际上正是让她感到特别骄傲的地方。所以，你需要在办公室里问孩子自己怎么看待当前的问题，因为这样能够让她开始思考，开始说出**自己**对自己的感受。

让孩子表达她对问题理解的第二个目的在于，这是你的一次机会——不论父母把孩子在当前问题中的角色描述得多么负面——为这家人前来求助的行为构建出一种尽量积极和正面的解释。通常来讲，在你听完孩子的解释之后，你需要让她知道，她之所以到这里来，不只是因为她做了让别人烦恼的事或说了让别人忧虑的话，更重要的原因是：她的父母关心她，在意她，担心她是不是遇到了麻烦。

这种观点通常能让父母和孩子都觉得放心。对父母来说，这意味着你认可他们对孩子的关心——即使他们还是会对孩子感到失望，还是会不知道该怎么做才能帮助孩子——也意味着你尊重他们把孩子带来求助的好意，即使他们有可能仍然对于此举的必要性保持着怀疑。对孩子来说，意识到父母带自己来不是为了接受惩罚会让她放心很多，因为不管父母事先怎么解释，很多孩子仍然会坚持认为自己即将遭到惩罚。

通过这种带有安抚性质的表达，我们希望孩子也能承认自己确实正在关心着当下发生的事，不管她的防御性有多强。通常，你只要温和友善地问她是不是也在为自己担心就可以了。大多数这个年龄的孩子能理解这个问题，但如果这个孩子显得不太理解，你就必须开始养成简化自己语言的习惯，以便她**能**理解你的意思。

孩子大多会承认她对自己所做所说的担心、害怕或困扰，或是会承认她不知道自己为什么会感到伤心或气愤。父母此时大多会惊讶于孩子竟然也知道事情出了问题，惊讶于孩子竟然也能感觉到这么的无助或糟糕。让父母意识到这一点会增加你和他们之间相互的认同，有助于在你们之间形成治疗联盟，从而让你们能够联手帮助这个孩子。

既然现在孩子已经参与到对话之中了，你就可以从她那里了解到一些她的基本信息。例如，她多大？在哪个学校上学？几年级？等等。你还可以了解一下是什么促成了这次求助。例如，是什么导致了她的休学？爷爷是什么时候去世的？她最初怎么发现父母要离婚的？这部分访谈的关键就是，问"谁、什么、何时、在哪、怎样"的问题，而不要问"**为什么**"的问题。你是在访谈孩子，所以更应该如此。而且，你的这些问题必须言简意赅，要让孩子听得懂也能够回答。

在孩子融入进来之后，你可以提出自己的想法，即，你想花些时间单独和她在一起——如果父母和孩子都觉得可以的话——过一会儿再把父母加入进来一起谈话，而在后一阶段你会解答父母对于中间阶段的任何疑问。如果父母觉得你和孩子单独谈话没问题，就再问一下孩子。如果孩子也说没问题，那你就可以把父母带出办公室了。

如果有人不太愿意，注意一下是谁，注意一下每个人在听到你要与孩子单独谈话之后的反应。然后，向大家表示也许过一会儿他们就能慢慢接受这个主意了。在随后的访谈中，你可以时不时地暂停一下，问他们可以不可以开始单独谈话。然而，你心里要知道，也许要到第二次访谈才能让那位不愿意和你单独谈话的孩子或家长变得可以忍受这种单独谈话——不论你觉得他们是不是**应该**能忍受。这种不愿意本身也许就恰恰反映了孩子的某种发展迟滞，而这正提示着孩子需要帮助。

那么，不论家长在不在旁边，你现在要将注意力转向孩子。敏锐地注意她的语气、姿势、动作——尤其是在父母刚离开房间的时候。她看起来更放松了吗？更紧张了吗？她的声音更柔和了吗？说话的嗓门更大了吗？她看起来是不是要哭了？还是身体动作突然更加活跃了吗？之所以要如此细心地注意这些，是因为你要尽量让自己的语言和动作在速度和风格上跟她保持匹配，这样你才不会吓坏她，才不会让她受不了。

显然，这并不意味着孩子大吼大叫你就要跟着大吼大叫，孩子上蹿下跳你也学着上蹿下跳。与之相反，你要让自己说话的声音保持正常和坚定，行为举止保持沉着和冷静。但是，如果孩子轻声细语，一言不发，或是胆怯退缩，你就必须温柔地，一点点地让她融入进来。

然而，不论是哪种情况，我们假想你已经清理好了一片区域，布置好了桌子，缓慢而轻松地走过去，邀请这个孩子和你一起坐到那边去。你要确保孩子能够不费力就拿到纸笔，也要注意你的椅子离她足够远，这样她既不会觉得被侵犯也不会觉得太挤。

在和他人保持怎样的亲近程度才比较舒服这方面，不同的孩子之间差别很大。有些孩子习惯被搂着；另一些则不习惯和除父母以外的其他成人靠得太近；大多数孩子都被提醒过要小心陌生人。尽管事实是你知道你在做什么——而且你的动机非常善意——但是从孩子的视角来看，你仍然是一个陌生人。

由于这样和那样的一些原因，我们的大原则是：不要触碰孩子。除非你和你的督导讨论过，在一些非常特殊的情境下，出于治疗的需要，才可以有所例外。正在住院或处在其他一些机构设置下的孩子，当他们的父母不在身边时，有时会需要躯体上的安慰和放松，甚至是约束。但是，如果你在门诊或社区设置下接待一个孩子，也就是说她是父母或养育者送过来的，那么即使你哪怕无意间主动触碰了孩子，她和她的父母也可能会误解你的意图。而且你还有可能无意间相当于是在邀请这个孩子来触碰你，而这最后可能会让你感到很不舒服。

这绝不意味着你必须在孩子想拉你的手或者坐在你腿上的时候畏缩退却。如同处理其他与儿童有关的情况一样，你需要以一种友好明确的方式予以回应。但是你一定要注意到孩子任何的主动或持续的行为，因为这也许相当反常，尤其是在你和她以前从未见过的前提下。

那么，在你们都坐好了以后，你就可以以一种非正规的方式开始通过问题和绘画进行评估了。再次，你应该和你的督导讨论，在和孩子的首次访谈中，是不是可以做笔记，甚至是不是应该做笔记。如果是，那你应该记下孩子在整个访谈过程中的答案和评论，而且尽可能逐字逐句都记下来。

但是，请记住，孩子对很多东西都很好奇，而且她很可能会问你正在写些什么。如果她问了，告诉她你正在记下她说的话。如果她问为什么，告诉她这是因为你觉得她说的话重要。你也可以用其他类似的方式进行回答，总之要让孩子知道你对她的所说所做很感兴趣。

你需要让孩子做的第一件事就是为你画一个人。不要限定具体的年龄、性别、体型或其他条件，你只是让她画一个人。如果她问你希望她画成什么样子，请尽量给孩子留出最大的自由空间。如果孩子少画了什么，如，眼睛、手指或衣服，不要去评论。你的目的不是去追求艺术或写实；而是让孩子向你呈现她如何看待自己。

你的督导能帮助你解释这幅画的细节和意义。当然，如果你向督导呈现的是任何其他首访中孩子完成的基本绘画，她也都能做到这些。这些基本绘画通常包括房子、树、全家福。任何其中一幅画都可以让你初步地洞察到孩子的内心世界以及她对自己的感受。当然，你们也可以把所有的画都综合起来，以便更好地理解孩子。因此，你需要事先和你的督导讨论，问问她觉得哪种方式最有效。

尽管偶尔也会有例外，大部分孩子都愿意画画。对于那些愿意的孩子，你应该充满兴趣地鼓励她，循循善诱地让她说出全家福里的人都是谁？谁住在房子里？里面的生活是什么样子？画里的人是干什么的？注意孩子的自发反应，留意这些反应的内容是丰富还是贫瘠。如果她表达起来有困难，那她看起来害羞吗？理解不了你在说什么吗？讨厌被人要求做这做那吗？是因为全心专注在任务上了吗？她会涂改很多次吗？会把画只画在纸的一个角落吗？还是画错了一点就把所有东西都划掉？

以上的一些问题可能听起来有点像精神状态检查，显然它们用在评估儿童和评估成人时同样有效。当然，前提是你记得孩子会以不同的方式来看待世界。比如，小孩子的内心世界在正常情况下会充斥着很多想象中的人物，而这类情况可能早就在成人的思想中消失了。随着你越来越适应跟孩子一起工作，你还会发现很多其他的差异；这里的关键在于，不管你感受到怎样的诱惑，不管你多么想参与孩子的活动，你都要一直进行观察、倾听、评估，就像在其他类型的访谈中一样，要让她**自己**去做，而不是你亲自去做。比如，也许你会发现自己正为了让她动笔而提出要跟她一起画。

最终，你会和这个孩子进入一种治疗关系，你**将要**和她一起玩游戏，或是让自己接受那个她所安排的坏老师的角色，或是藏在桌子后面，但这一定是因为**孩子**告诉你了这个角色，创造好条件，把你当作她内心中正在纠结的故事情节中的某人。然而，在本次访谈中，你还要为和她的关系建立一些初步的界限，从而让你们之间的模式不同于她已知的其他关系。即使你最终有可能也会和她一起玩游戏，但你也永远都不是她的玩伴。所以，不要为了让她参与而去主动跟她玩耍。

当她画完的时候，问她能不能把画留给你。如果她不太愿意，建议她把画复印一张带回家，或者告诉她你可以建一个有她名字的特别文件夹专门用来存放她的画，这样以后她再来这里的时候就都可以看到这些画了。尽可能把这些画留下来，这样你和你的督导才能一起评估它们。如果孩子拒绝，那就尽量在她离开以前把画复印一份，并且记住她不愿留下这些画时的表现。她哭了吗？生气了吗？退缩了吗？

与儿童进行首次访谈过程中要做的事

· 记住，你的目的不是让孩子开心。

· 让孩子决定与你之间的距离。

· 让她画一个人和一个房子，或一棵树，或她的家庭。

· 问她：如果你可以许三个愿望，你的愿望是什么？探索她的答案。

· 问她：如果你要乘坐火箭飞去月亮，而除了你以外还只有一个座位，你希望谁和你一起去？探索她的答案。

· 问她：如果你可以变成任何一种动物，你想变成什么？探索她的答案。

在画画这部分结束之后你需要问一些问题，我们希望借由这些问题了解孩子的关注和感受。你的督导也许有她自己偏好的一系列问题或特定的提问顺序。如果没有，以下列出的可能是最常用问题和提问顺序。

第一个问题是：**如果可以许三个愿望，你的愿望是什么？**你要记下答案，并且在可能的情况下对每一个愿望进行一些探索。比如，这个孩子也许希望有一个大房间，那你可以探索一下她平时生活中拥挤的环境。她也许希望有一只宠物，因为宠物会爱她。她也许希望她的妈妈爸爸能住在一起，或者还有无数其他的可能。她的愿望可以是独特的、复杂的，也可以看起来很简单、很直接。不论怎样，这些都是**她的**愿望，而这些愿望就算不能像激光束一样指引你发现她独特的痛苦来源，也至少能为你提供一点儿有用的线索。

在完成了三个愿望的提问之后，你可以继续再问这个孩子：**如果你要乘坐火箭飞到月亮上面去，除了你以外还只有一个座位，你希望谁和你一起去？**这个问题的答案将让你有机会一探孩子内心深处对于依恋关系的感受，告诉你谁是她认为最重要或最不能失去的人。请不要对她的选择表示出惊讶，也不要去评论她的选择，尤其当她选的人不符合你的预期时。孩子们并不总是会选择母亲或父亲。有时他们会选一位朋友；在少数情况下他们还会宁愿独自一人。不管孩子怎么样，你都要了解一下她为什么要这么选。也许她选的是妈妈，因为妈妈能在月亮上照顾她；也许她选的是好朋友Billy，因为Billy比她聪明；也许她选的是爷爷，因为爷爷已经去世了而她很想念他。

在探索了选择的原因之后，继续问最后一个问题：**如果你可以变成任何一种动物，你想变成什么？**到此为止，你可能已经知道孩子回答之后你该怎么做了，这里就不再赘述了。

此后，你进而要跟孩子讨论的是，她愿不愿意下次再来诊所。这部分对话的目的并不在于把是否接受心理治疗的决定权交给孩子，而且大部分这个年龄段的孩子也不希望在这件事上做主，就像他们没打算去决定看不看医生和上不上学一样。然而，也不排除有的孩子可能真会说"不，我不想再来了"。

跟前面那些情况一样，这一邀请的目的在于探索孩子的关注和担心，了解下一次怎么做会让她觉得更舒服一些。也许她想要更多的玩具来玩，也许她下次想要带一个朋友过来。**或许**你真的可以在办公室多放一些玩具，**或许**见她的朋友最终确实会很有用。然而，跟孩子在一起的时候，你很容易受到诱惑想去尽快让他们开心一些，同时却没能给自己留出时间思考，孩子到底正在向你表达着关于她自己的怎样的信息：比如，她的希望是不是指向了那些她从父母那里得不到满足的需求？她是不是希望成为你最喜欢的来访者？她是不是希望在你这里做一些在家时被禁止做的事情？

不管这些交流的意义最后被证明是什么，关键在于，你必须在向孩子做出承诺时非常谨慎。通常，孩子能说出的最容易让治疗师犯错误的一句话就是："我告诉你一些事，你能向我保证不告诉别人吗？"

在跟孩子一起工作时，究竟应该怎样处理保密原则才算合适？这看起来是一个极为复杂的问题。你必须在见孩子之前和你的督导澄清这件事，因为首次访谈中很容易会涉及保密的问题。比如，不熟悉心理治疗的家长也许会让你报告他俩不在时孩子所说的内容。或者，一位家长也许想知道——如果你将要继续接待这个孩子——在每次治疗之后你计划怎样跟他分享治疗过程中的信息。或者，孩子也许会让你保证不会把她对你说的话告诉任何人，随即报告说最近有人拿电线抽她，有人卖可卡因给她，有人跟她发生性行为了，或是有个孩子上周拿刀抵着她进行威胁。

这些例子也许听起来很极端——它们也许甚至会让你焦虑到发誓再也不会单独接待孩子了。遗憾的是，这些事件确实会在现实生活中时不时地发生，而你必须竭尽全力保护孩子，保护你自己，同时还要遵守相关的法律规范。这些问题将会在第九章和第十一章中得到更为详细的论述，但是，就现在而言，了解一些基本的指导方针也许会对你有所帮助。

首先，让我们先考虑一下，你应该怎么替孩子在她父母那里保守秘密，才能不会让你和父母之间的治疗联盟受到伤害。你的督导也许会有一些措辞方面的偏好，但是，总体来说你可以向父母承诺两点：第一，你会向他们分享孩子的行为和感受中那些显得重要的**主题**和**重点**，但不会真的去重复孩子的原话；第二，如果发现孩子有任何处于危险或是威胁到别人的迹象，你将一定会立刻让他们知道。

　　在向父母做出这两点承诺的时候，你应让他们明白，这是对孩子最有帮助的做法。通常，这样的说法足以让他们放心并且相信你无意排斥他们，相信你理解并尊重他们对于孩子的关心，相信他们有知情权，相信你清楚他们对孩子的健康负有最终责任。

　　从孩子的角度来看，她很可能在一开始就很想知道你会不会把你们的谈话内容告诉其他人；比如，她也许会让你答应为某件事保密。再次，你需要向你的督导确认她在处理这类情景时的倾向。然而，如果你根本得不到什么大原则一类的指导，总体来说，最好的办法是向孩子解释，大部分你和她讨论的内容都会被保密，只有以下情况例外：她告诉你她正在被别人伤害，或是自我伤害，或是——在少数情况下——可能会伤害到别人。

　　心理治疗师总是会担心，害怕这样会让孩子不敢向你坦白那些她所面临的危险。事实上，效果常常与此相反，因为你是在让孩子知道你打算保护她免受伤害，保护她不会在失控时伤害到别人。不仅如此，正如你将在第八章、第九章和第十一章将读到的那样，你可能会面临着一些情况，届时你根本就没有选择的余地，只能通报上级并且告知孩子的父母。所以，提前告诉孩子这些会让你免于落入背弃孩子信任的进退两难的境地。

　　在完成了与孩子的单独访谈之后，你就可以邀请父母进来，和他们简单地讨论一下下次见面的事，解答他们的疑问。特别常见的情况是，尽管接受心理治疗的成人不太会问这种问题，但是父母总是会在当时就问你，让你说说他们的孩子到底遇到了什么问题，需要多久才能解决。考虑到大多数父母带孩子寻求帮助时的焦虑，这些问题确实是可以理解的，所以你就要解释一下评估过程，也可以让父母知道你暂时还不能确定你的工作设置是否适合他们的孩子。

　　然后，如果你之前还没说过的话，剩下的工作就是向父母说明他们将在治疗过程中扮演的角色。有些人认为儿童治疗中不应该有父母的参与。另一些机构认为没有父母或养育者甚至其他家人的积极参与，治疗师就没法跟孩子工作。于是，一些设置会明确要求父母必须参与；而另一些则会禁止父母卷入治疗。

　　向父母澄清了这些之后，根据情况的需要，你要跟他们，或孩子，或全家约定下一次治疗的时间和安排。例如，也许你需要采集孩子的成长史——这需要你和一位家长，或和两位父母一起，在孩子不在场的情况下进行。也许你需要在下次治疗的整个小节中都只和孩子一起工作。

　　你需要向父母解释坚持连续会面的重要性，这对儿童治疗来说尤为必要。然后，告诉孩子你们都会在什么时候再次见面，每次见面多长时间。之后，去解答孩子可能会有的任何疑问。最后，陪他们回到等候室。

　　随后，你可以像往常一样，给自己留几分钟，对所观察到的情况进行思考和记录。

第六章　如何采集成长史

6◇ HOW TO TAKE A DEVELOPMENTAL HISTORY

毫无疑问，在看过了本章的标题之后，你脑海中闪现出的第一个疑问肯定是：到底什么是成长史？如果你已经熟悉了以接待成年来访者为主的工作，你或许早就已经渴望过收集那些成长史方面的信息了，你只不过是还不知道这些信息该被叫什么而已。

在接待成人来访者的时候，你常常会试图想象他早年的成长环境到底是什么样子——如果能剥离开这些由时间、恐惧、疾病、成熟或伤痛造成的渲染，他的童年到底是怎样度过的？你甚至经常会感到好奇，如果能访谈一下来访者儿时身边的那些人会怎样：去听听在他们的记忆和印象中，来访者都有哪些脾气秉性？他如何应对压力？他早年的依恋特征是怎样的？他在家庭里又扮演了什么角色？但是，在大多数与成人进行的心理治疗中，你根本没有这样的机会，就算有这也未必会对治疗有多大帮助。

然而，对于儿童来说，情况并非如此。对于孩子来说，访谈一两位早期成长环境中的主要养育者意义巨大，这能帮你彻底而负责地完成评估。这让治疗师不仅能够相对准确地获得孩子生活的历史信息，还能——几乎同样重要地——以一种颇具意义的方法了解到父母对于孩子的感受，而同时又不会危及治疗师与父母之间的治疗联盟。

也许你会很好奇究竟怎么才能做到这一点。也就是说，你如何才能在治疗早期了解到亲子关系的基本特征，而同时又不会让父母觉得你正在侵犯他们的隐私，不会让父母担心你会评价他们做父母做得是否够格？答案同样适用于其他任何优秀的评估工具：采集成长史的过程由一系列"谁、什么、何时、在哪、怎样"的问题构成的。对于历史信息的这种温和的、近乎缓慢的收集过程能让孩子的父母放心，不会害怕你让他们暴露过多或是被你责怪。你需要的只是一些事实层面的信息：谁、什么、何时、在哪、怎样。基于这些事实和其他那些你在访谈过程中顺便得到的信息，那些"为什么"终将自发地浮出水面。

因此，你应该尽早介绍有关成长史采集的概念——最好在首次访谈的末尾。如果父母质疑这对于帮助孩子是否是必须的步骤，你应该解释说这是对每位儿童来访者的父母都会进行的惯例。你还应该清楚地说明，成长史收集也许需要两次治疗的时间才能完成，并且最好在孩子不在场的情况下进行。

通常配合你完成信息收集工作的家长会是母亲，本章也会假设在成长史收集工作中，孩子的母亲能够提供最多的信息。然而，如果你的督导或者机构觉得父母应该同时参加这部分访谈，或是父母应该分别接受访谈，那么按照他们说的做也并无大碍。

还有其他一些情况也会让母亲不适合首先接受访谈，甚至不应该接受这部分访谈。比如，有些母亲自从孩子出生后就再没有和孩子接触过，或是一些生理或心理上的原因使得这位母亲不能胜任这种报告信息的任务，或是法律限制她不能参与到孩子的治疗当中。显然，在这些情况下，只能转而去依赖那些了解孩子早年经历的其他人，或是那些观察过当年母子生活的人，或是那些能为你提供相关记录的人。比如孩子的父亲、姥姥、养母、医院工作人员，或是社会福利机构的社工。

然而，母亲仍然是你的首选。不过你必须考虑到，相比于那些没孩子的来访者，小孩子的母亲在安排时间进行单独活动时会遇到更大的困难。所以你需要尽量灵活地安排时间，而且不要太指望她能立刻安排好两次访谈的时间。成长史的收集工作并不是必须在心理治疗正式开始之前完成，所以母亲日程安排的问题并不会成为你帮助孩子的主要障碍。

假设你已经安排好了单独会见家长的时间。那么你到时都需要收集哪些信息呢？又是为什么要收集这些信息呢？基本上，在采集成长史的过程中，你需要关注的是从孩子出生到她五岁左右的这一阶段，不过有的问题也会与孩子五岁以后的生活有关。

我们要重点关注这一早期阶段主要有两个原因。首先，在这一阶段，周围环境和主要养育者所造成的影响十分巨大。尽管一个孩子在成长过程中时刻都会从周围的环境中获取力量，但是，前五年却是他对周围环境中的问题和养育者的弱点最为敏感的时候。

其次，如果你见到这个有着某种问题的孩子时他已经七八岁了，他这时的情况可能就是由很多因素共同造成的了。近期事件、天赋本性、环境变化以及其他各种因素的混合，都可能成为他问题的原因。换句话说，这时候暴露出来的问题是由过去的情结和现下的状况叠加在一起所引发的，一切都变得很模糊了。成长史能够让你看到这个孩子的情况是如何**随时间**而变化的。而且，这反过来又能帮你评估孩子现在所面临的问题，让你明白这究竟是他在稳固迈向成熟过程中意外遇到的一个暂时的挫折，还是早年一系列情感、生理、气质等方面诸多不幸导致的不可避免的后果。

在开始采集成长史信息的时候，你应该参考一下本章末尾提供的大纲，或是与之类似的其他资料。然而，你应该记住，这只是你们对话的一个指导方针，而不是说你们就必须完全按照顺序进行问答。事实上，你对亲子关系的大部分了解可能会来自于那些"跑题"，所以——如果时间上来得及的话——你应该允许那些跑题的发生。

母亲常常会表示出一些担心，尤其是如果她有很多孩子的话。她会怕自己回忆不全这个孩子早年信息的全部细节。为了让她放心，你可以向她保证，即使在刚开始的时候很多记忆会显得有点模糊，但大多数母亲都能慢慢地回忆起孩子成长过程中的那些不寻常的事情，所以她真的不用紧张，只要尽力就好。

就像在其他类型的访谈中收集信息时一样，随着你越发了解到这个孩子和他父母的力量、弱点、适应能力以及天赋本性，你和你的督导也要反复地对这些成长史方面的信息进行思考和解释。因此，本章余下的部分将聚焦于以下两点：成长史的**一般用途**和你进行思考的框架。

正如你能从本章末尾的成长史采集大纲中看到的那样，对孩子成长过程的探索开始于母亲发现自己怀孕时的身心状态。首先是这位母亲怀孕时的年龄，这是你得到的关于这个婴儿在出生时面临风险的第一条线索。这位母亲当时是 14 岁还是 40 岁？是不到 18 还是超过 36？如果是的话，你要注意在这两个极端的年龄区域生育的孩子会更有可能出现生理上的问题，而这些问题不一定是显而易见的。你现在已经开启了一条贯穿成长史采集整个过程的轨迹，即，为这个孩子建立一个从出生至今的**健康**档案。当然，档案的一切内容都只不过是事情在养育者眼中的样子。

这个获取孩子健康状况信息的计划可能看起来有些多余，因为我们已经讨论过了疾病历史的价值，也探索过了联系来访者主治医生的意义——尤其当来访者是儿童的时候。然而，借由成长史来探索孩子健康情况的关键意义在于，这不仅是在获取事实层面的信息，而且还是在**了解**这些事实给那位对孩子来说最重要的人带来了怎样的情感感受。纵观成长史采集的各个领域，这一部分意义重大，需要你去高度关注。

在收集信息之余，你会了解到这个女人在成为母亲之前的样子。她都有过一些怎样的情感经历？她在怀孕期间和怀孕之前怎么看待自己？她在发现自己怀孕时有什么反应？她怎么看待孩子的出生？她怎么看待孩子的天性禀赋？她和新生儿在当时所处的社会文化环境是怎样的？她的身心状态对孩子造成了什么影响？而孩子又对她的身心状态造成了什么影响。

在你浏览本章末尾那些问题的时候，你会发现一个相对固定的提问顺序：先问母亲的身体健康状况，再问母子共同的状况，最后问孩子的情况。而且，关于母亲的那些问题能让你得到很多线索，让你了解到这个孩子的**依恋关系**大概是个什么样子。你首先要了解的是孩子的父母之间的感情，比如，他们在怀孕之前认识了多久？怀孕是计划的还是意外的？通过这些信息，你能够对他们之间的关系以及孩子对于他们的意义略知一二。比如，一位在婚后多次尝试怀孕失败的女人和一位因通奸或性侵而怀孕的女人自然会对孩子有着截然不同的初始依恋感。

然而，我们始终都要在假设的时候保持警惕。假设意外怀孕所生的孩子会被人觉得多余；假设在现实中受尽苦难的母亲不会珍爱她的孩子；或是假设对孩子表达愤怒和不满的父亲并不太想成为一个好爸爸。这些都只不过是一种可能，而并非绝对。

由于这样或那样的一些原因，你需要探索一下，这位母亲在怀孕期间和生产之后对自身的心理状态有着怎样的觉知。除了直接提问以外，你还可以通过询问其他方面的信息间接地进行了解。比如你可以问一问婴儿的睡眠习惯如何，因为这会直接影响到母亲的休息和放松。

又比如，你可以询问一下这位母亲对于临时保姆的反应，从而了解到母亲是否难以忍受长时间和小婴儿在一起。还比如，你也可以询问一下母亲在孕期和产后住院期间的情况，因为这也许会引出有关产后抑郁的话题。

在你逐渐对这位母亲的心理状态有所了解的同时，你还要收集与这个孩子的**天性**

和**气质**有关的信息。甚至只是简单地问一下孩子出生时的吸吮模式，都能让你得到一些关于婴儿身体健康程度的线索。问一下母亲孩子在婴儿时期是不是喜欢被人抱，是不是很早就会走路，这也许能让你了解到孩子的天性是活跃好动还是平静温和。这些信息能够帮助你梳理对孩子当下面临问题的思路，让你知道孩子的先天特征在眼下的问题中扮演着怎样的角色。

按照一定的时间顺序，你需要提出一些关于**发展里程碑**的问题。它们的意义在于探索孩子是否在正常范围内按时完成了特定的躯体发展任务。然而，请你必须注意，这只是一个时间**范围**。如果没能在某个时间段学会坐着、走路或说话，那么你务必要进一步进行探索，因为发展过程是否受阻对于评估至关重要。然而，如果母亲只报告了很轻微的发展迟滞，那你就没必要非得就此做出诊断。

比如，也许你会听到母亲说孩子在婴儿时期"花了不知道多久才学会开口说话"或者"是个骨瘦如柴的小东西"。如果母亲的表达听起来很强烈或是比较极端，那么你最好能够为这些信息找到旁证。比如，你可以问问母亲，看她有没有和儿科医生讨论过她对孩子言语发展缓慢的担心。如果确实讨论过，或许她会记起医生说的话。这类质询将会帮你在最大程度上区分什么是孩子当年的实际情况，而什么只是母亲过高**期待**导致的失落。

大多数父母——不论孩子是他们亲生的还是收养的——都会在孩子出生前很久就对他有一些想象和预先的感受。梦想他会成为和他爷爷一样的木匠，希望它是个女孩，期待他长大后个子很高，或是憧憬他会成为班里最聪明的孩子。

记住

成长史的采集并不仅仅是去问问题。你需要去倾听父母对依恋关系的感受和对孩子未来的期待，去捕捉那些有关孩子先天气质和发育进展的线索。

有时，父母的愿望会显得有些微妙：比如，希望他将来能像母亲十岁时溺水的弟弟一样爱母亲；或是希望他能让父亲更有男子气概，因为父子俩可以一起打棒球。不幸的是，有时母亲也许只不过是希望自己不会被孩子太过拖累；或是希望孩子将来能

够特别独立，这样母亲——或父亲——就不用因为担心孩子过不上好日子而去拼命工作了。还有很多类似的愿望，也许你会忽略它们背后的想法和感受。然而，你应该训练自己对这些期待保持警觉，因为，事实上，父母的期待和孩子天生的性格、能力、特点之间的差异也许正是导致他们当前问题的原因。

　　所以，随着成长史收集工作的不断进行，你会开始一点点地明白——每次发现一个新鲜有趣的事儿——所有这些因素——生理、心理、人际、父母和孩子的天性、发展阶段、父母期待——是如何交织在一起的，又是如何进而形成这个孩子独特的性格以及他和父母之间独特的关系模式的。同时，你也会了解到父母和孩子之间的联结，了解到这些联结是否强到足以支持孩子度过当前这个充满问题的时期，是否足以帮助孩子为了进入下一个成长阶段，完成那些关键的情感、生理和发展上的任务。

成长史

请牢记，这些问题需要根据受访对象的具体情况做出调整，你也应该考虑到这位家长所处的文化、经济和社会环境。

1. 你在遇到孩子父亲的时候是多大年龄？

2. 他当时多大年龄？

3. 你们是如何相遇的？

4. 在你们认识之后多久你怀孕了？

5. 怀孕是计划中的吗？

6. 在此之前，你是否有过不孕不育的问题？

7. 你之前有过早产或流产吗？

8. 孩子父亲知道你怀孕时是什么反应？

9. 你家人当时是什么反应？

10. 孩子父亲的家人当时是什么反应？

11. 你当时是什么反应？

12. 在怀孕期间你都有什么身体上的感受？你有没有定期进行产检？有并发症吗？

13. 在怀孕期间你都有什么情感上的感受？

14. 怀孕是足月的吗？

15. 怀孕期间你服用过任何药物吗？

16. 孩子出生时谁陪你去的医院？

17. 分娩过程持续了多久？

18. 在分娩过程中你服用过任何药物吗？

19. 有什么生产并发症吗？

20. 孩子出生时多重？

21. 你在医院里呆了多久？

22. 你和孩子是同时出院的吗？

23. 出院后你和谁一起生活？

24. 在头几周里谁帮你照顾孩子？

25. 谁给孩子起的名字？孩子是以谁的名字命名的？①

26. 孩子长得像谁？

27. 是母乳喂养还是喝的奶粉？吃奶吃了多久？是你们主动给孩子断奶的吗？

28. 孩子当时的吸吮本能强烈吗？

29. 孩子当时吃饭的情况好吗？现在呢？

30. 孩子早期的睡眠习惯怎样？

31. 孩子小时候"招人喜欢"吗？

32. 你觉得你的孩子会坐、会站、走路、说话开始的时间明显过晚或过早吗？有其他人跟你提到过孩子这方面的问题吗？

33. 你的孩子是在几岁时接受的如厕训练？

34. 你的孩子是如何接受如厕训练的？是谁负责训练的？

35. 你在怀孕期间工作了吗？

36. 孩子出生后你去工作了吗？

37. 当你因为某种原因不在的时候谁来照顾孩子？

38. 你的孩子生过病吗？当时他几岁？病了多久？

39. 你的孩子遭遇过严重的事故吗？

40. 你的孩子曾经住过院吗？住了多久？

41. 在孩子出生之后你过住院吗？为什么？住了多久？当时是谁照顾孩子的？

42. 你的孩子有弟弟妹妹吗？孩子对他们的出生有什么反应？

---

① 以家族中长辈的名字给孩子起名是英语文化国家的常见习俗。——译者注

43. 你的孩子问过关于性的问题吗？问的什么？你怎么回答的？

44. 你发现过孩子手淫吗？你当时是怎么和孩子说这件事的？

45. 你的孩子最早上过的学校是什么？托儿所、幼儿园、育红班这种都包括在内。当时孩子几岁？

46. 你的孩子去学校跟你分别时有困难吗？

47. 你的孩子在学校有过学习方面的问题吗？

48. 你的孩子在学校有过品行方面的问题吗？在家呢？

49. 谁给你的孩子立规矩？谁负责管他？怎么管的？

50. 你的孩子有朋友吗？

51. 你的孩子在外面过夜过吗？

52. 在家时，你的孩子和别人睡一张床吗？和谁？

53. 在所有的直系亲属里，孩子和谁最亲近？在所有的亲戚里呢？

54. 孩子经历过对他来说重要的人的离世吗？当时的情况如何？

55. 孩子经历过与对他来说重要的人的分离吗？不论是那个人离开了还是你们离开了。

56. 你和孩子的父亲结婚了吗？如果是，那你们现在离婚或分居了吗？

57. 孩子上一次见他的父亲是在什么时候？当时的情况如何？

第七章　如何与伴侣进行首次访谈

7◇ HOW TO CONDUCT THE FIRST INTERVIEW WITH A COUPLE

也许在很多场合中——尤其是在接待孩子和家庭的时候——你都会在办公室里面对两个人，而且在你看来，这两个人之间是伴侣关系。然而，他们并不一定需要，甚至也不一定适合伴侣治疗。本章的意义在于：一、出于治疗的目的定义什么是"一对伴侣"；二、介绍一些伴侣治疗的基本概念；三、探索在你和督导确信需要同时接待伴侣双方时，应该如何进行首次访谈。让我们先来介绍一下本章中的两个基本概念。

首先，在本章中，"伴侣"这一概念被定义为：任何正在、**曾经**或**希望**拥有长期亲密关系的两个人。他们或许已经结婚，或许没有。他们不一定是一男一女。他们不一定目前、曾经或希望有性关系。他们不一定属于同一种族、信仰、社会阶层，甚至一个辈分。

换句话说，即使双方家庭甚至周遭社会都在质疑他们的伴侣关系，而且这一点甚至最终会成为治疗中需要讨论的重要问题，此刻，作为治疗师，你最初应该关注的，仍然还是眼前的这两个人是否现在或曾经**认为彼此**是对方的伴侣。

其次，"这对伴侣"不一定在最初来见你时就想要接受伴侣治疗。也许他们来找你是为了治疗他们的孩子，也许他们最初只是想接受个体治疗，也许还有其他的各种可能。换句话说，他们最开始可能没想过一起接受治疗，他们可能最初也不知道一方的情感和行为会影响到其与另一半的关系，不知道他们彼此的关系正在影响着他们自身的情感和行为。以上的这些认识也许是他们在与你或其他治疗师的某些其他类型的治疗过程中逐渐获得的。

当然，另一方面，眼前的这两个人也许在见你的时候，至少有一方已经十分确定，痛苦正是由他们彼此之间的互动导致的。你经常会遇到的情况是，一对伴侣中的一方比另一方当下正在体验着更加强烈的痛苦。于是，你需要就这对伴侣的情况进行思考——这种思考可能从第一次接到他们电话时就要开始——问你自己，他俩是否都是"自愿"来寻求帮助的？还是说一方觉得自己是为了让另一方"开心"才被迫来接受治疗的？或是一方隐约觉得如果自己不来见你就有失去另一方的危险。出现了以上的这些关于治疗的不同感受，并不意味着你就不应该进行伴侣治疗。但是，你确实需要提前考虑到这些可能性，从而你就不会——尤其是在首次访谈中——想当然地以为伴侣双方都是自愿参与治疗的。

除此之外，另一种诱人的"想当然"就是：这对伴侣是为了**继续保持**他们的关系才来寻求帮助的。即使这也许看似是他们的意图——或者至少是最初打来电话的那个人的意图——但是最终也许你会发现，当他们来见你时至少其中一方已经感觉到这段持续已久的关系正在或必将走向尽头。而你的帮助实际上只是为了让他们找到一种优雅、公平或舒适的方法来终结这段关系。

记住

不要想当然地以为伴侣双方都愿意和对方继续呆在一起。

确实，想要让治疗师不去努力劝和一对伴侣真的非常困难，尤其是在一方已经年迈体弱的情况下，或是在牵扯到孩子的情况下，或是当一方的离去会让另一方陷入严重经济困境的时候。然而，重要的是，治疗师在这些情况下尤其需要记得：如果你不能"从来访者的角度考虑问题"，你就不会真正起到帮助的作用。如果你受不了自己的角色最终会是一个富有同情心的分手监理，如果你对"宁拆十座庙，不破一桩婚"笃信不疑，那么也许你应该拒绝这个案子。

以上的所有这些是你在跟这对伴侣见面之前就需要思考的问题。如果你在接到最初的求助电话之后获得了两位来访者的基本信息，也许你需要开始思考一下伴侣双方各自正处在怎样的人生阶段，想一想他们之间的关系目前又正处在什么阶段。举例来说，申请伴侣治疗的是一对已婚夫妇。妻子 32 岁，丈夫 26 岁，他们共有三个子女：妻子和前夫所生的一个 14 岁女孩和一个 10 岁男孩，以及妻子和现任丈夫所生的一个 6 个月大的婴儿。

即使凭借这一点点信息，我们也能想到，这个女人青少年后期和成年早期——她也许看到过别人用这几年来享受和挥霍着放荡不羁的青春——都花在了照顾两个孩子上，甚至可能从来都没人帮她分担过什么。另一方面，她现任的丈夫则在有孩子之前比妻子多出八年的时间来完成情感方面的成长。

这些成长过程中境遇上的差异也许会给他们的关系带来重大影响，会让他们对对方有着完全不同的期待。比如，这位妻子也许希望通过嫁给比自己年轻的男人来重新体验那些自己年轻时因为养育孩子而失去的时光，而这位丈夫选择年龄较大的妻子也许是因为她看起来更有阅历，更稳定，更可靠，更像是一位能够在他遇到麻烦时帮他"摆平"的女性。

这些各式各样的处理个人成长问题的模式一点也不罕见，而且也许跟伴侣双方当下正在面对的人生发展阶段极为合适。然而，如果伴侣双方对生活的期待差之千里，那么他们之间的关系就会变得十分紧张。但是，不论怎样，如果你想帮助这对伴侣，就一定要对以上的这些问题给予足够的关注和预先的评估。

你还必须要思考的是：这段关系当下正处在什么阶段？同样还拿上文中提到的那对夫妇举例：他们可能刚结婚不太久，他们又刚有了孩子。然而，就算他们真是结婚不久，这对伴侣在新婚的时候也已经和两个孩子在一起了，这也许会妨碍他们去享受二人世界，妨碍他们像普通的新婚夫妇那样彼此熟悉，妨碍他们处理那些在人生重大决定之后伴随着的种种压力。不仅如此，也许他们婚后不久就有了新的孩子，而这对于其中一方来说完全是一种新的体验。一夜之间，他初为人父，而他的妻子在此之前却已经两为人母。

同样，不难想象的是，两人之间关系的发展会给他们各自带来不同的变化。比如，还是这对夫妇，妻子也许希望——在经过了长期的独自承担家庭责任的生活之后——能够在继续充当养育者的角色之前，先有机会体验一下被照顾的感觉；与此同时，这位丈夫也许之所以决定结婚，甚至之所以选她做妻子，是因为他不仅想要一个老婆，更想要一个孩子。在一定程度上，也许他正是因为她已经展现出的作为一个好母亲的能力才选择娶她的。

问你自己

· 伴侣双方分别正处在怎样的人生阶段？

· 这段关系正处在什么阶段？

· 这对伴侣是如何处理有关融入（inclusion）、控制（control）和情感（affection）的问题的？ [1]

　　我要再次强调的是，谁也不能保证这段关系一定会在未来经历什么。所以，在真正见到这对伴侣之前，不要以为你能比他们对自己的情况了解得更多，不要以为你能比他们更清楚他们所做的选择是好还是坏。但是，你应该注意并且思考，在步入婚姻殿堂之时，所有的这些情况会以哪些方式影响着他们对于自己和另一半的希望和期待。这样你就会逐渐准备好回答那个问题，那个不论进行任何类型的首次访谈，都始终应该在你脑海中萦绕着的问题：为什么是现在？也就是说，他们为什么在此刻决定前来接受治疗？

　　思考过这些之后，当这对伴侣真正来到你办公室的时候，你应该沿用那些用以开始家庭访谈的原则和过程。做介绍，进行一些简短而轻松的对话，在脑子里记着他们都坐在哪，是否有值得注意的躯体特征，是否有异常的言语或思维模式，等等。你要提醒自己，一定要让伴侣双方都参与进来，从而明确他们到底分别都在关注什么，担心什么。在这些程序和观察都进行完毕之后，你就可以进入正式的访谈了，分别询问一下**双方**，听听**他们**如何看待他们之间的问题。

　　伴侣双方对于这个问题的回答显然对于身为治疗师的你非常有价值，你应该把这些答案记录下来，然后简要地探索一下这些答案对于回答者的意义。然而，除此之外，用这个问题来开始访谈其实还有其他的原因。其中之一就是，这实际上也许会是伴侣双方第一次清楚地表达自己对两个人目前所面临困境的观点。随后，你需要问他

---

[1] 在基本人际关系取向（Fundamental Interpersonal Relations Orientation）理论中，融入、控制和情感是人们的三种主要的人际交往需求。——译者注

们是不是知道另一方竟然是这样看待他们之间的问题的。回答"不知道"的情况十分常见。其中一方经常会表现出惊讶，在最好的情况下，还会表现出兴趣，好奇另一方为什么会这样描述他们之间的问题。

这样开始的另一个重要原因是，你可以借此探索一下这两个人是否能够容忍彼此的观点，如果不能，那他们是怎样应对的。如果一方对另一方所说的事不同意，不相信，或是连倾听都毫无兴趣，那么她可以有很多不同的方法与他——或与你——进行交流。这些交流可以是安静的，微妙的：如，把脸转向另一边，变得阴郁或冷漠，完全不做回应，或是在轮到她说话时继续说刚才的内容就好像另一方刚刚什么都没说一样。也会有一些更为明显的言语上的交流。比如，一方也许会打断另一方，说服她，用声音压过她，或是在她正在回应你问题的时候直接和你对话。或者，一方也许会开始用一些非言语的"评论"来分散你的注意力，让你不能专心听另一方说什么。或者，一方会时不时小声嘟囔几句以贬低另一方的痛苦。或者，这两个人会直接争吵起来，就好像你不在房间里一样。又或者，更糟糕的是，一方也许会通过动作或言语威胁另一方，以此来终止讨论。

对于躯体伤害的严重性的评估是我们将要在下一章里具体讨论的内容。这里让我们先来讨论一下那些相对温和的伴侣之间的互动方式——通常也一样是徒劳无益的。进行伴侣治疗的治疗师，尤其是在刚开始接触这类工作的时候，经常会被某些状况搞得无能为力，尤其是在你发现眼前的这两个人甚至都不能容忍对方与自己对于当前问题持有不同观点的时候。还有就是在这两个人提高嗓门或者彼此谩骂的时候，你可能真的想不出来到底怎样的干预方式才算有效。

于是，到底要如何看待眼前的这些情况，才能帮助你获得进一步工作的思路呢？也许最具建设性的思考方式，就是把你所目击到的一切想象成一部家庭纪录片。当下，这两个人正在允许你，通过亲身经历的方式，去了解和评估他们的互动方式。你所听到的并不是一份文雅的，经过慎重修改的，关于发生在昨天、上周或五年前的那场争论的报告；你正看到的是此时此地他们之间的关系。这种互动越是未经修饰，你就越是能了解到他们处理冲突的方式，越是能明白他们希望从你这里得到什么。

所以，你应该任由他们争论一会儿。然后再让他们停下来，问一问他们这是否就是他们通常的争论模式。答案很可能是肯定的。如果是这样的话，你应该感谢他们让你看到了**无效**互动的例子。你应该告诉他们，这对你来说很有帮助，但这对他们来说却很可能毫无用处。你们三个人需要建立一种对于有效沟通的理解，制定一个指导方针，从而保证每个人都有机会表达自己的观点而不被打断，在一方说话时另一方至少**要能**听下去并最终给出回应。

然而，在着手制定这些指导方针之前，我们必须要强调一下，在伴侣治疗的过程中，这些争论——甚至争吵——并不是**必须**被阻止的。事实上，在你评估某些伴侣之间互动的时候，你也许会注意到他们从不真正表达自己的不同意见。如果他们感觉到了自己正在距离冲突的真实来源越来越近，一方——或双方——就会迅速退缩。

因此，对你来说极为重要的是，学会区分建设性争论和破坏性争论。你必须评估这对伴侣之间表达同意或异议的方式，看它是否能为他们的关系带来成长和有益的改变，是否能帮助他们更好地理解彼此。还是说，这种方式只是在让他们"原地打转"——仅仅是就相同问题在反复绕圈，而不能让他们的亲密关系走向更为成熟的新阶段。

这种评估对治疗师来说将会十分困难，原因之一在于，你有时也许会面对怒不可遏的沉默、咒骂、喊叫，而这会让你觉得极为不适。或者，在你自己所处的文化背景中，争论应该尽快得到平息或克制。

带着这些体验和感受，你可能很难想明白，为什么眼前的两个人竟然会对这种争论方式感到熟悉和习惯，而且一点也不觉得争吵会对矛盾的解决构成威胁。倘若如此，也许是你该调整一下自己的心态了——至少在这段时间，你要让自己比平时更能适应高分贝的对话，更能习惯那些充满愤怒的沉默和粗俗下流的言语。

然而，如果一方或双方交流的主要目的在于，要让对方觉得自己应该为关系中的问题承担**全部**责任，那么你就应该温和地向他们说明：从定义上讲，在一段关系中，双方都对彼此之间的冲突负有相等的责任。你要向他们建议，为了能够至少在一段时间之内进行有效的沟通，请尽量在交流时使用以"我"而非"你"开头的句子。建议他们尽量把交流的重点放在表达自身**感受**上面，而不是不停地陈述对方到底**做了什么**。

但是，如果在他们互动的过程中，一方对另一方以躯体暴力的方式相威胁，那么你就需要迅速进行干预。对身为治疗师的你来说，可能这又会是一种极为令人不安的情景，尤其是在你感觉到一些威胁可能最终会指向你自身的时候。这一主题我们将会在下一章进行具体的讨论，届时我们还会谈到一些帮你控制自身焦虑的指导方针。所以，让我们先把注意力集中在伴侣之间的常规威胁上面。

在这种情况下，你可能很难让自己不去认同受到威胁的一方，很难不会立刻陷入到有关个人权利和尊重他人主权的道德谴责中。而且，所有这些你想到的评论也许都是正确和合适的。然而，它们却通常无益于终止这种威胁行为。为什么呢？因为这样很容易让你给人留下一个"选边站"的印象，或是会让人觉得你害怕了。不论是哪种情况，你都很难继续让攻击者把你视为一位公平、公正、得力的倾听者。

更加有效的方法是，向他们解释，如果有人面临着被伤害的危险，你就不可能有效地工作，甚至不能继续进行访谈。然后，你可以提出要求，要么攻击者觉得能够控制自己的行为，要么她最好能出去呆几分钟，要么她干脆先去冷静几天等下周再过来。

你可以跟攻击者达成一个简单的协议，让她用其他方式来表示她正在对另一方失去耐心。然后，你可以继续进行访谈。然而，如果真的发生了躯体暴力行为，那么是否还可以继续对他们进行伴侣治疗呢？如果可以，治疗又该怎么进行？这个问题相当复杂，而且经常颇具争议。你一定要研究一下所在机构对这类行为的政策，而且要在下次治疗前与你的督导进行讨论，商量怎样才能发现那些发生在心理治疗室**之外的**躯体攻击行为，不论是事实还是征兆。

那么，让我们先假设访谈能够继续进行，这对伴侣虽然相互争吵，但是动口不动手。第一条指导方针是：在当下的治疗中，他们要分别**跟你**进行对话而不是互相交谈，而且他们要让对方能把每段话说完，这样你才能收集到你所需要的基本信息，从而更好地理解他们之间的差异。如果你们能在这点上达成一致，那么在随后的问答中他们就不会那么的具有防御性，而且你们的对话也会变得更加顺畅。

不仅如此，在介绍这些指导方针的时候——在**任何**具有结构设置的初始访谈中——其实，你还有着另一个极为重要的目的：这种做法能够间接表明，你大概知道应该怎么帮助他们改变自己的行为模式。

这并不是说你无所不知，也不是说只要他们表现好一点你就能奇迹般地（magically）解决他们的问题。这样做能够起到的作用是，向治疗中注入一些乐观和积极的元素。这两个人很可能已经争斗了很久，而他们之间的沟通每次又都以同样的失败方式而告终，所以他们可能已经很难再对事情能往好的方向变化抱太大希望了。然而，如果没有希望的话，治疗工作将会变得极为艰巨。

即使不通过这种规定设置的方法，你仍然可以有别的方式让他们感到希望。因为，在访谈的下一阶段中，你需要收集这对伴侣的**关系简史**，届时可以让他们回忆起曾经有过的美好时光。如果你已经习惯了只接待个体来访者，那么你可能需要一些练习才能让自己适应这种新的模式，因为在接待伴侣时，尤其是在首次访谈中，你的目的是去发现两个人**彼此相处的模式**。然而，你也需要注意那些双方在作为个体时就已经具有的重要特征，还有就是他们个人的历史信息。只要你认为这些内容可能与他们当前所面临着的关系问题有关，它们就是重要的。

问伴侣双方

· 他们是如何相遇的？

· 当时，对方身上的哪些地方吸引了你？

· 他们是否希望通过努力来改善彼此之间的关系？

首先，询问一下他们是在什么样情况下彼此邂逅的。如同所有采集历史信息的问题一样，对这一问题的回答将会引发很多其他新的问题，诸如：他们当时分别多大年龄？这是他们第一次认真恋爱吗？他们各自的家庭怎么看待他们对另一半的选择？等等。如果他们在讲述这段关系最初模样的过程中提到了任何此类的内容，那就太好了。如果没提到，那么此时最好的做法是先把这些问题搁置在一边，允许这对夫妇在

往事中沉浸一段时间，回想一下当彼此的关系与现在不同时的那种"你侬我侬，忒煞情多"的感觉。借此机会，你应该指出那些听起来很有意义的部分和那些积极正面的内容，哪怕你已经清晰地感觉到了，这段关系如今已经走到了尽头。

为什么你要在这个时候这样去做呢？因为，如果这对伴侣打算解决这段关系中的问题，他们就得先去回忆一下**曾经的**那段"在天愿作比翼鸟，在地愿为连理枝"的美好时光。这段关系的一些基础正是在那个时候建立的。在你的帮助和他们的共同努力之下，也许他们能够找回一些当时的感觉，进而去对这段关系的基础进行重建。

如果这段关系现在已经走到了尽头，那么讲述曾经的记忆也许会让他们逐渐认识到"时光一逝永不回，往事只能回味"的含义。你不一定能意识到这个过程的发生，但是**他们**也许已经有了"此情可待成追忆"的感受，开始逐渐承认这段关系的历史和生命正在走向尽头。但如果他们不能认识到这段关系正在消亡，不肯承认自己必须面对现实，必须为失去这段关系哀悼——不论是一起哀悼还是各自哀悼——那么，他们作为个体的那种前进和成长的能力就会被削弱，甚至是被永久地损害。

不论情况如何，一旦他们叙述完那段"人生若只如初见"的相识过程，下一步你要做的就是分别让两个人描述一下，当时是什么让他们对彼此"衣带渐宽终不悔"，以至于"初会便已许平生"。再次强调一下，这些问题十分关键，你应该对他们的回答进行充分地探索。尽量让伴侣双方都能详细地表述一下。你应该尽可能逐字逐句地把这些回应记录下来，因为这部分信息中包含着一些他们曾经对于未来人生伴侣的期待。而且，你还能从中了解到，当下他们之间的摩擦和对彼此的失望，是否正是由于对方身上缺少自己曾经期待的特质所导致的，还是说矛盾恰恰正是由于对方具有这些特质才产生的。

也许下面的这句话会让你觉得有点自相矛盾：最终导致当前冲突的，通常就是那些伴侣双方各自曾经希望从另一半身上寻求的特质，对方缺少这些特质**或是**拥有这些特质都有可能引发麻烦。事实上，这句话并没有乍看起来那么令人困惑。或许一些实际的例子能够帮助你获得更好的理解。但是，要想真正领悟这句话的含义，你就必须先弄明白亲密关系领域的三大基本问题都是什么。一对伴侣如果想要处理好彼此之间的关系，避免分歧和冲突的滋生，就必须提早解决好这三个问题。

当两个人彼此结合成为伴侣的时候，他们首先要面对的重要问题是：**谁将会融入到他们共同的生活中**，而谁又不会。举例来说，伴侣中的一方也许会告诉你，另一方最初吸引她的，正是他周围的那一大堆朋友，他那美满幸福的家庭，或是他的那种似乎能够轻松适应新环境的能力。但是实际上，这或许只是她那未来的伴侣呈现出的**一种表象**。甚至，这或许只是另一方**认为**她当时最希望得到的——成为一个温暖有爱的大家庭的一部分，拥有很多亲近体贴的朋友。

然而，随着时间的推移，事实也许会证明，情况恰恰相反。她可能会发现，对方的那种强烈的家庭责任感占据了太多本属于他们的时间。或许，她会发现他们认识了太多肤浅的朋友，但这并不符合她想要拥有几个亲密伙伴的期待。又或许，和一方的家庭走得太近同时意味着那些家庭成员将会搬来和他们一起住，而这样她就没法继续享受二人世界了，此外，那些亲戚对她隐私的侵犯也让她感到深恶痛绝。

或者，她也许**确实**就像最初坠入爱河时那样，一直需要这些来自亲朋好友的温暖和亲密。但问题是，在最初选择彼此的时候，她的伴侣实际上喜欢的正是她身上的那种看起来很独立的感觉，那种凡事不求人的态度，他最欣赏的也正是她的那种能让自己的生活免受别人侵扰的能力。

不论是在上文提到的这个例子中，还是在任何其他的例子中，你都能很容易就想象出两个人是如何走到最后这步天地的。他们从一开始就曲解了对方身上的那些自己看中的特质。其实这也不难理解，因为他们寻求的那些特质和自身的性情实在是相去甚远。然而，同样不难理解的是，如果他们在"谁会融入到生活中？""融入到什么程度？"这种基本问题上彼此存在着分歧，那么他们的关系就很可能会由此受到巨大的影响。

任何时候，只要两个人之间存在着分歧——这在任何关系中都一定会存在——为了能够让关系继续下去，第二个基本问题就会随之而来：**谁？对什么？具有控制权**。有人说，这个问题在任何关系中都无处不在，而且还能以千变万化的方式伪装自己。在我看来，这种说法依然低估了这类问题的可怕程度。

再次，在两个人最初相互吸引时，这个问题可能早已埋下了重大伏笔，所以，时至今日，它才会成为一个破坏关系的危险因素。比如，伴侣中的一方也许会告诉你，两个人之所以能互生情愫，就是因为她觉得另一方似乎总是知道该做什么，而且也能真正去做。或者，他好像花钱特别谨慎。又或者，他看起来完全能够接受双方各自追求自己的事业而互不干涉的生活。然而，同样是她，虽然她当初非常清楚对方是这样的人，现在却会抱怨对方太过专横，不让她参与经济方面的决策，或是批评她找了一份需要出差的工作。

这个例子或许能够让你理解，如果那些关于控制和决策的问题没得到解决，最终它们会对这对伴侣当前的关系造成多大的影响。另外，如果伴侣双方控制的平衡发生了剧烈的变化，比如其中一方患上了衰竭性疾病①，或是有一方失业在家，那么你一定会想到，此时双方就有必要重新协商那些与控制有关的问题。然而，除了这些相对明显的情况之外，当冲突涉及那些比较微妙的事情时，解决它们就必然会更加困难和复杂，比如，当控制发生在情感层面的时候，或是当孩子被用作控制媒介的时候，又或是当一方在经济和行动上完全控制了另一方的时候。

所以，在倾听一方描述另一方都有哪点让她喜欢而哪点让她烦恼的时候，你除了要关注那些涉及融入的主题，还要去注意这些有关控制的主题。另外，你也要留心那些牵扯到**情感**的主题，这将是任何情侣都必须成功应对的第三个基本问题。这两个人分别需要跟对方保持多近或多远的距离，才会感觉到舒适和安全，才能体验到被关注和被爱？伴侣双方对这方面的需要之间存在明显的差异吗？有没有一方表示她希望另一方能够更加情感外露一些，而另一方却在抱怨说自己觉得快窒息了，觉得被侵入了，或是经常不得不迎合对方的期待？

在伴侣双方描述完毕他们相遇和相恋的过程之后，如果时间允许，你应该探索一下两人各自家庭的构成和简史。你尤其需要注意的是，有没有迹象表明一方觉得另一

---

① 衰竭性疾病是指那些能够显著妨碍日常活动，严重削弱躯体运动能力的疾病，如关节炎、肌肉萎缩等。——译者注

方会让自己想起自己的母亲、父亲或任何其他曾经非常重要的人。如果遇到这种情况，你一定要弄清楚她究竟觉得对方在哪方面与那个人相似。把这些记下来，然后回去和你的督导进行讨论。

最后，如果还有时间，你或许可以利用这次机会探索一下他们的关系目前亲密到了什么程度。之所以说"或许可以"，是因为一些心理治疗师会觉得这一主题对于首次访谈来说太具有闯入性。然而也有另一些人会坚持认为，对于伴侣治疗来说，亲密和性的问题适合从一开始就被纳入到讨论中。通常，除非是治疗师自己提到这一主题，不然它们永远都不会被谈到。

如果你和你的督导能够对此达成共识，那么你就应该问这对情侣，他们亲密的程度随着这段关系的发展发生过什么变化？都是些怎样的变化？例如，他们之间现在有性关系吗？如果没有，那是什么时候，因为什么停止的？如果有，那他们对性关系的频率都满意吗？他们的性欲和性唤起的程度发生过变化吗？他们都能达到性高潮吗？如果不能，那么曾经达到过吗？

显然，对于这类或其他一些首次访谈中可能会涉及问题，你进行提问的前提条件是：这对情侣希望通过努力来解决他们的问题从而继续呆在一起。然而，正如前文所言，这两个人不一定都会真的这么想。尽管我们没法确定究竟该在首次访谈的**什么时机**去问他们"你愿意通过努力改善你们的关系吗？"，但是在这次访谈结束之前，你显然**有必要**分别直接问一下他们这个问题。

如果两位来访者对这一问题的回答都是肯定的，那么你就可以在结束前讨论一下设置和费用的问题。而如果有一方对这个问题不太确定，那么这时候你就得探索一下他们希望以什么形式来继续治疗——如果他们还想继续的话。

他们是不是需要考虑一下？讨论一下？让你来做决定？还是说在就这一问题简短的探索过程中，他们明确提出要先和他们的牧师、孩子、律师或朋友谈谈？一旦解决了这个问题，你也就完成了你的首次伴侣访谈。

第八章　如何判定来访者是否会伤害你或他人

8◇ HOW TO DETERMINE WHETHER A CLIENT MIGHT HURT SOMEBODY–INCLUDING YOU

在上一章里，我们曾经谈到过伴侣中一方对另一方的威胁，涉及了一点与破坏行为有关的问题。在本章里，我们将要探讨的是，如果来访者呈现出对你或他人造成伤害的潜在可能性，那么我们应该如何对其进行思考，如何查明真相，以及如何处理和应对。无论你接待的病人是来自门诊还是已经住院，无论他是独自接受治疗还是有别人一同在场，我们即将讨论的内容都可以适用。

如果思考来访者对你的威胁这件事让你觉得有些困难，那我们就有必要暂停一下，先去有目的地反思一下，我们自己对于治疗师这一职业究竟有着怎样的一种刻板印象。

在大多数情况下，心理治疗师倾向于全身心地投身到对于他人的帮助之中。在世人眼中，在我们自己眼中，治疗师被认为在很多时候会更多地去考虑来访者所面临的苦难，去思考病人对于交流、接纳和安慰的需求，而不是去在意自身的困境和期待。不仅如此，因为我们工作的对象经常会是那些患有严重疾病的人、那些在很多地方被认为无法适应社会的人、那些患有严重精神疾病的人，以及那些犯下滔天罪行的犯人，我们还会被别人认为非常的"强悍"、"崇高"和"勇敢"。不幸的是，有时我们把这些对我们的描述完全信以为真了。

如果刚刚这句话让你觉得受到了批评，抱歉，这并非我的本意。我这样说是为了引起你的警惕，因为你那作为治疗师最重要的美德——关心别人的感受——也许有时却会将自己置于十分危险的境地。或许，让你承认自己身处险境，比起让那些自私的人承认这一点更加困难。不仅如此，如果你相信自己始终都应该表现得"强悍"、"崇高"、"勇敢"，而做不到这些就会显得业余，那么，你就有可能会忽视掉那些自身感到的合理而适当的危险信号。

我希望，就算这本书什么别的知识都没让你学到，至少也能成功地让你明白：出于适当保护自己身心健康安全的目的，你所做的任何事都绝对不算业余。在实践当中，这意味着，如果你害怕了，你就应该去告诉别人。出于对自己人身安全的考虑，如果需要确认进一步的信息，如果你想要听取别人的意见，或是希望得到某些保证，那你就应该去做。还有，如果你在得到了一些信息和意见之后还是觉得不够安全，那就应该再去做些什么。

此外，如果你刚来这家机构不久，那就应该先去查查那些对于此类情况已有的应对程序，了解一下机构是否规定了处理危及员工安全事件的方法。不同的机构有不同的工作设置，也许你的办公室里会安装有连接着其他办公室的蜂鸣系统，也许你会得到一个能让其他员工知道你正面临危险的口令，甚至也许机构会发给你一本员工安全手册。让你的督导好好跟你把程序的细节检查一遍，把有疑惑的地方逐一跟他确认，弄明白在你需要帮助时应该如何向上级层层汇报。跟同事聊聊，问问以前出了这种事他们都是怎么解决的。换句话说，抓住任何机会去熟悉这些程序，然后在脑子里把这些事想清楚；不要指望别人一定已经替你想过这些事了。

在你彻底搞懂了这些有关自我保护的指导方针和程序制度以后，下一步就是考虑一下来访者会对别人造成的伤害了。如果来访者在某一次治疗中向你谈到了他对**特定**某人的伤害，那么你承担着怎样的责任和义务？同样，有问题不清楚就一定要去问。例如，你应该把这种事报告给谁？你应该怎么回应这位来访者？还是根本就不用向他说什么？你应该和那位受到人身威胁的人谈谈吗？谈些什么呢？

记住

去查明当来访者谈到要伤害特定某人时你需要承担的责任和义务。

在完成了所有这些之后，下面，你就要在已经掌握的评估工具中增加一个新的项目了，那就是，如何对来访者潜在的暴力行为进行评估。你首先要了解一下这类评估的两大原则。第一，曾经有过暴力行为的来访者并不一定也会对你构成暴力伤害的威胁。因此，为了他——也为了你自己——你有责任尽可能详尽地评估一下目前他会表现出暴力行为的可能性。否则，你可能会在面对这位来访者时感到一种与事实并不相称的恐惧，或是会质疑机构为其提供的服务是否合理。第二，以前**从未**有过暴力行为的来访者也照样有可能会在某些危急时刻无法控制自己的冲动。所以，无论你正在进

行的是初始访谈，还是说心理治疗已经进行了一段时间，无论这位来访者是刚来你们机构，还是说已经在这里接受治疗好几年了，你都应该对那些有关暴力倾向的线索保持警觉，不管这些线索是来自过去还是现在。

　　下面我们就要学习一下，如何才能更好地识别和判断这些历史信息当中的暴力线索。为此，和往常一样，我们先从那些在会见来访者之前就能得到的资料开始。如果能拿到案例记录，请你仔细阅读，寻找那些与暴力倾向有关的具体特征。你首先应该关注一下来访者过去的**诊断**，不过我从一开始就有必要说明：不论来访者以往的诊断有多么的让你放心，这也永远不能保证他以后就不会有暴力行为。然而，结合案例记录中的其他信息，你确实能够对来访者给你造成危险的可能性做出更好的评估。

　　以往的诊断能够帮助你对来访者有一个最初的判断，因为很多精神障碍的诊断标准本身就会涉及攻击冲动或攻击感失控（loss of control of aggressive feeling）。如果你对诊断不太熟悉，那就去找一本最新版的《精神疾病诊断与统计手册》（DSM）或是其他由机构推荐的诊断手册。对照着这样的一本诊断手册，你就能把这位来访者过去的诊断弄明白了。

评估来访者潜在暴力行为时需要在案例记录中寻找的信息

- 以暴力或冲动行为作为判断标准的诊断
- 历史上曾经有过暴力行为
- 物质滥用史
- 头部损伤
- 中枢神经系统损伤
- 历史上曾经遭受过躯体虐待
- 历史上曾经有过自杀行为
- 历史上曾经有过妄想或幻觉，尤其是指令性幻觉

　　然而，与此同时，你应该时刻记着，案例记录所呈现的内容只是别人对这位来访者做出的诊断。你需要对诊断来源的可信度和时效性进行评估。另外，如你所知，在

任何评估中，你都永远不能只基于单一因素就做出判断。但是，如果这位来访者的诊断确实在判断标准中涉及了潜在的暴力行为的可能性，那么你就一定要在和他见面之前跟你的督导对此进行讨论。

在阅读案例记录时，下一个你需要关注的部分是来访者在**精神状态检查**中的表现。到目前为止，我希望你已经给来访者做过精神状态检查了，也曾经和治疗小组的其他成员讨论过检查的结果，这样你就已经积累了一些对于各种定义和分类的经验了。如果还没有过这种经历的话，你就尤其应该注意检查结果中的那些与如下内容有关的迹象：疑心重、社会关系判断力受损、执著于暴力性思维、曾经有过妄想或幻觉——尤其是命令他伤害自己或他人的指令性幻觉。在准备和你的督导讨论这个案例的时候，你应该把从精神状态检查结果中得到的这些内容告诉他。

下面，你需要关注一下这名来访者案例记录中的生物社会心理评估，有时它还会被叫做其他的名字，如综合性评估或诊断性评估等。首先需要注意的是这份评估完成于什么时候。原因在于，虽然我们评估的是这位来访者当前暴力行为的可能性，但是从某种角度来说，你应该感兴趣的恰恰是他曾经的判断力和控制冲动的能力，还有最重要的就是，**以往的暴力行为**。

请注意一下，这位来访者最早出现问题是在距今多久的时候，也就是说，**从什么时候开始**他表现出了那些冲动的、不可预测的或攻击性的行为。例如，他是否在小时候就经常因为打架而被学校停学？他是否曾被青少年司法系统判为少年犯？他又是否曾因惹是生非而被父母赶出家门？

下面你需要了解的是，在他惹麻烦时，问题能**严重到什么地步**？他会使用武器吗？会有人因为受伤而被送到医院吗？他会用拳头把墙打坏吗？

还有，他的暴力行为的**频率**是怎样的？例如，是否历史记录表明他曾经无数次由于喧哗或群体斗殴而被捕？还是说他只是曾经有过一次伤害别人的情况？如果是，受伤的人是谁？那场事故是怎样发生的？这位未来的来访者仅仅殴打他女朋友一个人吗？是不是他和公司老板进行了旷日持久的言语冲突直到最终发生了暴力事件？还是说他以前从没有过攻击行为直到去年住院之后事情才发生了变化？

最后，你特别需要注意的是，这位来访者**最近**卷入的那些危及或伤及他人的暴力事件**是在什么时候**。事件给双方带来的伤势严重吗？当事人是否使用了武器？如果没有，那么来访者赤手空拳造成的伤害是否足以把对方送进急诊室？还是说情况没那么严重，来访者只不过进行了言语威胁或是毁坏了别人的重要物品？

所有上述这些问题的答案都将会给你和你的督导带来帮助，让你们在拥有充分背景信息的情况下讨论你的所在机构是否应该接待这位来访者。如果机构可以接待他，那么你的临床经验又是否丰富到了足以对他进行治疗的程度？

然而，在做决定之前，为了对这位来访者在暴力行为方面的易感性有一个更为全面的认识，你还需要再探索一些其他的领域。例如，你应该再关注一下这位来访者是否曾经有过**物质滥用**的历史。如果有，你可不能仅仅因为记录显示他已经一段时间没有服用过药物或毒品，或是因为理论上他在目前的处境里无法接触到药物或毒品，就理所当然地以为他目前没有在服用这些药物或毒品，或是认定他现在不会有什么戒断症状。无论是哪种情况，你都应该谨记：当下的物质滥用，或是曾经物质滥用的戒断——不管来访者采用鼻吸、注射、口服还是烫吸 ①——都有可能导致暴力或不可预测的行为。

下面我们把注意力转向来访者的**疾病历史**，重点关注如下几种情况。首先，来访者是否有过**头部损伤**的诊断或症状？例如，来访者是否曾经抱怨过持续的头痛，或是有过癫痫发作和脑部肿瘤？他是否有过任何**中枢神经系统**的损伤？如阿兹海默症、中风、感染或中毒。其次，治病历史中是否有迹象表明来访者曾经遭受过**躯体虐待或者忽视**？例如，他年幼时是否有过瘀伤、肋骨骨折或住院的记录？或者，他有没有经历过什么可能由他人造成的"事故"？

我们刚刚谈到的这部分关于过往躯体虐待和忽视的内容，也许是你永远只能依靠疾病历史去进行推测，而无法证实的。然而，对此类情况的评估相当重要，因为无论

---

① 烫吸是指把精炼过的毒品夹在香烟中或把直接放在锡纸上加热吸食一种方法，俗称追龙。——译者注

虐待和忽视是否最终导致了永久的组织损伤，它们都和来访者潜在的暴力行为有着密切的联系。它们能够深刻地影响来访者对于冲突解决的认识，影响他对于关系的目的和本质的看法，以及影响他对于应该怎样在这个世界上赢得尊重的观念。最终，这些有问题的理解会转过来变为他暴力行为的成因。

最后一项你需要在疾病历史中仔细搜寻的信息，就是有关**自杀行为**的线索——如果在其他资料中未曾涉及的话。来访者是否经历过一些背后实际暗藏着自杀企图的"事故"？那些对于受伤和住院记录的解释是否太过牵强或不合逻辑，而这又是否暗示着来访者当时也许是在有目的地自我伤害？如果这类内容让你起了疑心，请你把自己的猜测记录下来，然后去和你的督导进行讨论。记住：自杀企图有时是一种冲动的、计划外的行为，所以有时我们可以根据它来预测来访者伤害他人的可能性。

在探索完所有这些领域之后，你和你的督导现在可以有理有据地做出判断，决定你是否可以接待这位来访者。如果可以的话，接下来你们需要讨论一下进行访谈的地点、方式以及具体的情境。

然而，这样做有几个前提条件：第一，你能够提前获得一些可以用于评估的记录和档案；第二，你的机构设置绝对不会允许一位陌生来访者贸然出现在等候室；第三，你始终都能迅速找到一位督导并与其讨论你的下一步行动和决定。

鉴于以上这三条假设可能都不成立，我们只能探索一下如何在不那么令人满意的情况下与这位来访者见面。这需要你清楚地知道该如何去初步评估即将发生的危险。在面对这位尽管表现出潜在的攻击性但仍然需要我们帮助的来访者时，这种初步评估让你能够进行合理的防范，同时又能保持镇静并且做出适当的反应。

为了达到这一目的，本章余下的部分都将用于介绍这种评估的具体步骤，从而让你能够在未来的某一天，当前台接待员或者其他治疗师通过对讲装置低声告诉你，说有一位陌生的来访者此刻正在接待室等候，而别人又没时间接待的时候，你能知道该怎么做。

如果对讲机另一边的那个人没有提供任何额外信息的话，你需要向他询问的第一个问题是：这个人看起来怎么样？如果回答是，"他一直在等候室里走来走去"，或是

"他看起来好像喝醉了"，或是"他好像疯了"，或是"他显得很紧张"，或是"他在大声喧哗"，或是"他在向外看"，或是"他说话很奇怪"，或是"他正在闲逛"，那么请你顺着这个问题继续问下去，判断一下，在走向等候室之前，你是否应该提醒一下别人，让他们知道你的担心。

避免被来访者伤害的八种方式

1. 了解你所在机构的安全程序。

2. 把和新来访者见面的时间安排在有高级职员当班的时候。

3. 如果这位来访者并未事先预约，向前台询问这人看起来怎样，在等候室里表现如何。

4. 当靠近令你担忧的来访者的时候，始终跟他保持一定距离。

5. 在访谈中始终把你的双手摆在可以被对方看到的地方。

6. 不要做任何无礼或唐突的举动。

7. 不要让自己坐在挡住出口的地方。

8. 不要让你的评论带有挑衅或攻击的意味。

在决定了是否要提醒别人之后，你需要走进等候室，亲自看一看那位来访者。他是否正在凝视着地板或空气，对周围的环境浑然不觉？他是正在来回踱步，还是在叽里咕噜地和人说个不停？他是显得比较活跃，还是有些不安？他是在紧张地久立四望，还是在用手掌不停地摩擦着裤管？他是否呼吸沉重，还是正在给别人讲着什么可怕的事情？他是否会有一些举动让你怀疑他携带着武器？所有的这些迹象都能够帮助你进一步决定是否可以靠近他，而如果可以，又应该保持多少分的警惕。

如果你决定靠近他，那么你的目的在于传递给他一种镇定而非脆弱的感觉。在走近他的过程中，步态尽量保持放松，双手在身体两侧自然下垂。你应该让他从很远就能明显地感觉到你的靠近不具有威胁性。在和他对话的整个过程中，你应该始终保持自己的双手能够被他看到。

随着你离他越来越近，你将有机会再次对他进行观察，寻找那些有意义的线索。

这位来访者的眼睛是否充血或者浑浊？这暗示着他很可能有物质滥用的情况。他是否不断地扫视着房间，担心会有人对他造成伤害？他是否看着很邋遢或是衣冠不整？他身上有臭味吗？

不管你观察到了什么，在跟他进行有礼貌的交谈时，请你确保自己所处的位置满足以下三点：第一，你和他的距离足够远，从而让他知道你不会与他有身体上的接触；第二，在对方向你冲过来的时候，你所站在的地方要让你很容易就能够闪躲和后撤；第三，在他想要逃离时，你所站在的地方不会挡住他通向大门的去路。

在你和这位来访者对话的时候，你应该保持像对其他来访者一样的尊重，并且表现出镇定和可靠。如果他的任何话或任何举动让你感到严重不安，或是让你怀疑他有些失控——或是将要失控——那么你应该想办法就在等候区域里找到一个合适的地方进行最初阶段的访谈，这个地方应该让其他人能够看到你们，但又没法偷听到你们对话的内容。

考虑到这是你第一次接待有可能威胁到你人身安全的来访者，或许你应该事先和别人打好招呼，也就是说，你可以和别人约定，只要你没有直接把来访者带进办公室，就代表你需要帮助，需要别人来和你一同完成后续的工作。

这样的约定将让你有机会观察到有经验的心理治疗师会如何与这种来访者进行访谈。在理想的情况下，那位帮助你进行后续访谈的治疗师应该是你的督导，但是如果条件不允许的话，也至少应该是比较资深的治疗师。随后，你们可以就你对这位来访者的担心和反应进行评估。一旦有了这次的经验，下次再遇到类似情况时，你将会更加自信，并且对整个过程更有把握。

这些就是你在应对具有潜在暴力行为可能性的来访者时应该采取的方法。你既可以事先通过阅读他的案例记录从而让自己有所准备，还可以在等候区域先对他进行观察和评估。我希望通过以上两种方法，如果有可能的话，你能够尽量避免如下场景的发生：你和来访者坐在你的办公室里，而他正在开始让你感觉到危险。即使这种情况发生了，你还有一些办法能把危险降到最低：第一，把办公室的门打开；第二，坐在靠门一些的位置，以便在逃跑时不需要经过来访者；第三，在你们之间隔上一张桌子；

第四，确保你的办公室里没有任何物品，能够大到或重到足以把人砸伤的地步。

除此之外，你可以和你的督导讨论一下，如果你在访谈过程中感到不安，那么能够说些什么安抚这位来访者，从而确保访谈可以安全地进行下去：例如，告诉这位来访者，任何时候只要觉得烦躁或不适，他都可以直接离开；或者，如果在谈论某件事的时候你觉得他很烦躁，你可以告诉他这件事不需要非得现在谈；或者，如果他由于某种原因拒绝开口，或是显得十分生气或沮丧，告诉他你们可以现在先停下来，然后等他觉得愿意的时候再考虑要不要继续。还有，如果这位来访者表示他想终止这次治疗，或是突然就起身离去，让他走，然后你需要在安排下次见面之前先和你的督导讨论一下应该如何去理解他的这种做法。

所有这些推荐的做法都基于两条重要的假设。首先，你确实能理解——除非我们已经**非常**了解这位来访者了，**并且**治疗团队坚持认为从临床的角度确实有必要——在任何访谈中，使用面质技术或进行言语攻击不仅是危险的也是一种对来访者的不尊重，因为你的角色**从来就不是**法官或陪审团，不管你是在什么情况下接待的这位来访者。其次，你真的能理解——即便在我们**已经**对这位来访者有了很多了解的情况下——你始终要基于评估工具对来访者的情况进行判断，只要评估工具的结果显示这位来访者有潜在的暴力行为可能性，或是你感觉到了危险已经迫在眉睫，你都应该相信这种可能并且做出相应的行动。

最后，很重要的一点在于，你需要思考，并在合适的情况下和你的督导讨论，你能够忍受来自暴力行为的恐惧的限度有多大。这样做能够让你对心理治疗工作的本质有两个基本的认识：首先，无论你准备得多么充分，你都会时不时地被来访者吓到；其次，随着时间和经验的慢慢积累，你将会越发能够接纳自己的感受和恐惧，并依然能够保持自信，清楚应该在什么时候，以怎样的方式，去充分地保护自身的安全。

第九章 如何判定来访者是否会伤害自己

9◇HOW TO DETERMINE WHETHER A CLIENT MIGHT HURT HERSELF

在上一章里，我们探索了这样一种情况：有时，我们也许会忽视**我们自己**所面临着的危险。与此相同，在本章的一开始，我们必须先来讨论另外一种情况：对于来访者将会故意结束**他们自己**生命的这种可能性，我们有时会有一种强烈的愿望，想要回避与此有关的思考。然而，正如我们都知道的那样，自杀——真正意义上的自杀——每天都在这个世界上发生着。

在那些死于自杀的人们当中，有些可能和你认识，甚至是你的朋友或亲人，有些也可能和我们的来访者认识，甚至是他们的朋友或亲人——有些可能**就是**我们的来访者。如果我们承认了这种来访者自杀的可能性确实存在，那么，作为心理治疗师，我们应该如何建设性地看待和思考这一事实：我们关注，在意，并且想要帮助的某个人，也许有一天会觉得太过绝望、无助或愤怒，以至于尝试结束自己的生命？我们该如何真实地评价自己预防这种可怕事件发生的能力呢？

首先，我们必须承认一个糟糕的事实：任何真正想要自我了结的人，除了太过年幼的孩子以及彻底生活不能自理的成人，都能找到具体的方法，实施他们自杀的计划。你也许希望改变这一点，你也许试图改变这一点，你也许相信自己已经改变了这一点，但是，你有可能会失败。这就是事实。

在接受现实之后，你应该知道，其实我们**可以**做很多事情，**应该**做很多事情，也**将会学到**很多事情，并由此显著地改变来访者的感受，让她不再觉得生命没有意义，不再感到没有人在意她的生死，不再认为自杀是她解决问题的唯一选择。本章的目的在于帮助你识别来访者的这些伤感的情绪，跟她一同面对这些感受，从而尽可能从人道主义的角度去保护她。

本章将会探索如何对这些与自杀有关的念头和行动进行评估和应对，不论我们的对象是成人还是儿童。如果"儿童会自杀"的这一说法——儿童会在内心中体会到巨大的悲伤、绝望、愤怒或恐惧以至于他们愿意去死——让你觉得无法承受，那么，或许了解一些已经被研究反复证实过的结论，知道一些在文献中已有大量记载的事实**将**

会对你有所帮助。让我们先从儿童的自杀行为开始，再慢慢过渡到其他年龄段的自杀人群。

蓄意自杀最早可以发生在 4 岁的儿童身上，但是总体来说，12 岁以下儿童自杀的情况十分少见。

在青少年当中，女性相对来说更有可能**尝试**自杀；然而，男性相对来说更有可能**完成**自杀。

最有可能**尝试**自杀的人群是 **30 岁以下的女性**，而在此之后，女性尝试自杀的可能性将会开始降低。并且，总体来说，女性更加倾向于选择那些不太可靠的方法尝试自杀，诸如吃安眠药或者割腕。

最有可能**完成**自杀的人群是 **45 岁以上的男性**，而在此之后，男性完成自杀的危险将会逐年升高——尤其是白人男性——并且在 65 岁之后到达顶峰。不仅如此，男性更倾向于使用可靠的自杀方法，诸如饮弹、上吊或者跳楼。

以上这些数据是通过对有自杀危险的人群进行调查而统计得出的。我们希望这些有关高危**人群**的统计数据——像所有其他统计数据一样——是相对可靠的，因为毕竟它们经得起核实并且相对来说中立客观。然而，作为治疗师，你还必须了解并且警惕两个与自杀有关的**传闻**，尽管实际上它们已经反复被证明是**错误**的，但社会上依然有很多人接受它们，甚至连一些治疗师都对它们坚信不疑——有时这将会带来致命的后果。

第一个传说是：**一个正在考虑自杀的人绝对不会把她的这种想法告诉任何人。**

事实是，**大多**结束自己生命的人都曾经在生前最后的几周或几个月里，以某种方式向至少一个人——通常是向几个人——表达过他们想要自杀的意图。表达的方式可以是言语性的——不管是以开玩笑的口吻还是十分严肃的语气。比如，一个人也许会说，"我希望自己死掉"，或者"我想我可能会自杀"，或者"你觉得死亡的感觉是怎样的？"或者其他一些能够清楚地向周围的人指出她有轻生念头的话语。

或者，她也可以把话说得不那么直接，比如："我太累了，我真希望我能永远睡下去"，或者"再也没有任何事能引起我的兴趣了"，或者"如果我通不过那次考试又会有什么差别呢？"或者其他各种能够暗示着沮丧、绝望以及对未来或自身幸福缺乏兴趣的话语。或者，这种意图也能以对他人的愤怒，或是想要报复的形式表达出来，而愤怒和报复的对象则是那些让她失望的人、扬言不再爱她的人、让她感到羞辱和丢脸的人，比如她会说"我要让那个离开我的人知道……"

不仅如此，还有许多种非言语的途径，也能向其他人暗示出一个人有自我伤害的念头，或是正在失去活下去的兴趣。她也许停止吃东西，放弃一些财产，电话失联，开始服用药物，或是由于一些躯体症状去看医生。

最后，一个人最戏剧化的也是最明显的向别人表达她想要自杀的方式就是，尝试对自己做一些不会致命或者甚至都不算特别危险的事情。这样做的目的可能是想看看别人反应如何，也可能是想"练习"一下不去在乎自己。不管是哪种情况，自杀的尝试和企图一定要被严肃对待，因为这是一个非常危险的预兆。

通过以上这些方式，我们能够认识到关于自杀的第一个传言——大多数自杀行为都不会在事先有所预兆——完全是错误的。通过这些澄清，我希望你能够相信，如果你的一位来访者想要自杀，你非常有可能在事先就会发现一些蛛丝马迹，前提是你知道应该问些什么，什么时候问，并且你本人不介意倾听和讨论那些与自杀有关的内容。

于是，这就牵扯到了与自杀有关的第二个传言：**关于自杀的对话会让自杀的念头更加被她所接受，然后她就真的去实施自杀了。**

事实是，**谈论自杀不会导致自杀**，而刻意**不去**跟一个想要自杀的人谈论自杀才是一个致命的错误。不过，我们大部分人都不特别清楚到底说什么，问什么才能对她有所帮助，到底在什么时候，以怎么样的方式引出这一主题才相对合适。那么，让我们先从最后一个问题开始：你应该在什么时候，尤其是在首次访谈中，以怎样的方式引出这一主题，即，当前的这位来访者是否有自杀的可能。

再次，你应该从已有的与这位来访者有关的资料和记录开始，而首先要做的就是了解一下对她的**诊断**以及这些诊断所对应的判断标准。和我们在面对有暴力倾向的来访者时所做的一样，不论对方是儿童还是成人，你都应该关注那些涉及冲动、判断力受损、反社会或自杀倾向这些判断标准的诊断。如果发现任何与此有关的迹象，那么下一步你就应该去关注那些与抑郁和强烈焦虑有关的诊断。然而，如同所有的诊断一样，没有这些诊断绝不意味着这位来访者就不可能有自杀的想法或计划。

下一步需要了解的是来访者先前的**精神状态检查**（MSE）的报告，而你尤其需要关注的是报告对于来访者的自杀意念的评论。这可以让你知道这位来访者是否会在考虑自我伤害之前把这种想法告诉其他人。除此之外，你还应该注意她当时在 MSE 中呈现出的主要心境是什么，以及她在那个时候有没有执著于某类思维，从而你就能在**自己**做精神状态检查的时候，更好地评估她是否仍旧被"卡"在了曾经出现过的痛苦或者不现实的想法当中。另外，请你注意任何与妄想、人格解体和幻觉——尤其是命令她伤害自己或他人的指令性幻觉——有关的历史记录。

记住

跟一位来访者谈论她的自杀念头会降低她真正实施自杀的可能性。

下面我们把注意力转向她的历史信息，去寻找与如下三个主题有关的内容。首先，确认这位来访者是否有**物质滥用**的问题，因为，正如在上一章之中已经讨论过的那样，毒品、酒精和药物会影响和改变人们的行为。也就是说，这类物质作为"抑制解除剂"，能够从生理和心理上限制使用者的逻辑思维，降低其动作的稳定性，甚至在一些情况下干扰其保护自己和他人的能力。在美国，毒品、酒精和药物已经被证实与超过半数的自杀事件有关；而如果只考虑青少年自杀事件的话，这一比例还远远不止于此。

其次，你还应该阅读历史信息中那些与**家族自杀史**有关的内容。这位来访者的家庭是否把自杀看作一种解决问题的途径？自杀是否曾经被某个家庭成员用于从疾病或心理的痛苦中获得解脱？不论有什么具体原因，来访者家族中任何以往的自杀事件都会将她置于更高的自杀风险之中。

你需要在历史信息中检查的最后一项内容是，**来访者在历史上是否曾经有过自杀的企图**。对未来的自杀企图来说，预测力最强的单一因素就是过去的自杀企图。如果这位来访者在去年有过自杀的企图，那么她在今年自杀的可能性几乎就是所有人群里最高的，而且这一次的尝试很可能会成功。

如果你在来访者的历史信息中看到了这一项，我估计你甚至都可能不想再见到她了。你一定要和你的督导对此进行讨论，因为对你来说很重要的一点在于，先要探索一下你个人的那些与自杀相关的经历，然后再预想一下你可能会对这位来访者产生什么样的感受，这和你在任何首次访谈之前都要做的准备是一样的。

然而，对你来说认清如下这一现实也同样重要，即：前来寻求帮助的人们有着各种各样的问题，而他们大多还没有找到解决或忍耐这些问题的方法。在实践中，这意味着，在你的职业生涯中，有些时候你注定会遇到那些有过自杀企图的来访者——不论这一点是否已经被写在了他们的历史信息当中。同样，你也注定会在一些时候发现自己必须评估一下眼前的这位来访者是否有可能正在考虑或者计划着自杀。

所以，你需要为自己做的第一件事就是，适应这种时不时要和那些有自杀念头和行为的人对话的生活。你还需要查清你所在的机构应对潜在自杀来访者的相关程序。例如，如果发生类似情况你应该向谁汇报？应该打哪个电话号码？如果你需要和同事商量，那来访者应该在哪里等候？遇到类似情况时，机构的其他员工是如何处理的？

下一步，你需要对自己所承担的法律责任进行仔细地探索。例如，如果有来访者向你报告说，她正在认真地考虑自杀的事，或是说她已经有了自杀的计划，那么保密原则是否应该有例外？你此时应该通知谁？什么时候通知？你应该在治疗过程中做些什么记录？又应该在访谈结束后填写哪些表格？有关自杀的对话内容应该向哪些部门报告？随后又需要采取哪些必要的后续措施？

换句话说，你需要尽可能多地收集这些在实践中将会用到的信息，因为这样能够极为有效地帮助你克服一种错误倾向，即：你经常想要否认来访者想要自杀这一事实。当你在真正地面对面地接待来访者的时候，不管你们之前说了什么，也不管你有多了解她，只要你有哪怕**一丁点儿**她想要自杀的**线索**，你就必须追寻这蛛丝马迹，缓慢而坚定地探索她的那些与自杀有关的念头，不论这些念头出现在过去还是当下。

记住

你必须查清自己在被来访者告知她有自杀的念头时所需要承担的法律责任。

这里所使用的表达方式是"缓慢而坚定"。也就是说，你需要在进行相关询问的时候保持慎重和沉着，与此同时，还要提醒自己注意如下两个事实：首先，对于那些有自杀念头的人来说，别人主动谈起这件事会让他们觉得宽慰和感激；其次，很多人都会偶尔**想到**自杀，但是他们当中的绝大多数既不愿意死也不会真的去死。

那么，如果眼前的这位来访者确实让你感到不安，你第一步应该做点什么呢？答案是：从比较宽泛的问题开始问起，诸如，"你现在感觉怎么样？"或是"这些天日子过得怎么样？"你需要从来访者的回答里搜寻那些与绝望和沮丧有关的元素。比如，根据你所了解到的情况，她是否表达过她对生活中的某些事物无法忍受？或者，是否有些事情让她觉得自己无法继续生活下去？或者，她是否因为生命中某个重要人物的离开，觉得太过孤独，以至于无法想象没有那个人的未来会是怎样？

比起儿童来说，成人更能够清楚地表达这些感受。所以，如果你的访谈对象是儿童，尤其是九、十岁以下的儿童，你需要帮助她描述自己的感受，帮助她明确这些感受有多么的严肃和强烈。因此，在你评估儿童的自杀念头和绝望感受的时候，一定要给她一些能够借以参照和衡量的框架。例如："今天你是觉得更开心了还是更悲伤了？"或是"在感到悲伤的时候，你会因为悲伤而哭泣吗？"或是"你通常是在白天还是在夜里哭泣？"或是"你会在独处的时候哭泣吗？还是会在周围有人的时候哭泣？"如果来访者觉得愤怒，思念某个刚过世的重要人物，或是觉得自己做了错事，等等，你都可以用类似的技术来进行提问。

一旦你对来访者的心境状态有了一个大概的了解，并且感觉到她的负面情绪很严重，你就需要进一步了解她是否曾经有过自我伤害的念头。显然，你希望得到的回答是"从没有过"，或是"你开玩笑吧？"或是"我太胆小做不出那种事"，或是"为了我的孩子我也绝对不会那样做的"，或是简单的一个"不"字。然而，尽管你那么希望得到这类回答，最终还是会有人说"是"。而且，不论你事先在脑海中演练过多少次这一情景，也不管你曾经跟同事讨论过多少次这类情况，届时，你都仍然会被吓到。

一开始，你可能禁不住——即使你已经做了如此充分的准备——想要尽力劝这位来访者摆脱这些念头，而不是去与她一起探索这些想法。你也许会发现自己情不自禁地想要对她说，"你不应该想这种事"，或是"别做傻事，你的生活中还有这么多美好的事"，或是一些与此类似的话。来访者越是年轻，你就越有可能感受到这种冲动。但是，你必须抵制住这种诱惑。

能够帮你做到这一点的途径之一是，提醒自己两件事：首先，许多人都会偶尔**想到**自杀；其次，既然来访者已经承认了自己有这种想法，你现在就有责任与她一同探索这些想法，从而排除她真正将想法付诸实践的可能性。因此，无论这一主题在访谈过程中的什么时候浮出水面，也无论你在访谈结束后本来有着怎样的日程安排，你需要养成一个习惯，既为了来访者也为了你自己：除非你已经运用了所有力所能及的方法，调用了全部可以获得的资源，并且让你自己相信这位来访者近期内确实不会有实施自杀的风险，否则，绝对不要让她离开你的办公室。

记住

大多数正在考虑自杀的人并不是真的想这样做。

现在，让我们回到你询问来访者是否想过要自我伤害的场景，而她的回答是"是的"。用临床术语来说，这就叫做**自杀意念**。在发现来访者有自杀意念时，你需要做两件事：首先，如果你之前没有在做笔记，从这一刻起你必须开始做记录，而且文字要尽可能详细。其次，一旦确定了来访者的思维中确实有自杀意念存在，你需要进一步去了解这些意念的**内容**是什么。因此，接下来你要问来访者这样一些问题，"在考虑自我伤害的时候，你在想象中具体会怎么去做？"对于这个问题，你将得到不同类型的答案，如"我不知道，我从来没具体地想过"，或是"我打算从我家那栋楼的房顶跳下去"。当然还有其他一些介于这两种极端情况之间的答案，它们会或多或少涉及一些自杀方式的细节。

或者，你从来访者那里听到的答案也许类似于"我不是真的打算自杀"，或是"我只是在开玩笑"，当然也有可能是其他一些意在转移话题的回应，或是试图让这个如此严肃的话题尽量显得不那么严肃的回应。在这种情况下，或是在一个其他你觉得适合的时机，你应该让来访者知道：你很高兴她并不是真的打算自杀，因为你不希望她出任何事。

这是一条非常强而有力的信息，而且这样做具有双重目的：第一，对于任何年龄的来访者来说，感觉到自己被别人关心，感觉到别人在意自己是否真有自杀的想法，都会让她得到安慰；第二，传递这样的信息能表现出你对她的任何想法都十分在意，尤其是任何与自杀有关的想法，这也意味着你还会继续问一些与自杀有关的问题以确定她的人身安全。

下一步，你需要询问来访者上一次有这种自我伤害的念头是在**什么时候**。显然，"今天早晨"这种回答要比"两年前，当我和男朋友分手时"更为意义重大。然而，不论是哪种情况，你都应该继续询问这些念头出现的**频率**如何。比如，如果回答是"今天早晨"，那你就可以了解一下这位来访者昨天想过这件事没有，想过几次。如果昨天想过，那你需要进一步了解这种想法最早出现在什么时候，而最近出现的频率比以前多了还是少了。还有，这种想法在脑海里出现的时候，**强度**如何，也就是说，它稍纵即逝还是会非常强烈以至于干扰到了她的正常生活。

在确认过这些之后，你需要了解一下，这位来访者在思考与自杀有关的事情时，**能够在多大程度上感觉到平静和放松**。比如，你可以问问她在想这些事的时候感觉如何？你希望得到的答案也许是"这种念头把我吓坏了"或是"这些想法真的让我心烦意乱"。然而，如果来访者的反应暗示着这些想法能够让她感到安慰，或是她把自杀视作一种解决所有问题的方式，或是她认为这能让她所爱的人回到身边，那么你都应该意识到这位来访者也许真的面临着近期的自杀风险，除非她是一名儿童。

在这方面，那些年龄很小的儿童确实明显是个例外。七八岁以下的儿童也许**看起来**不太害怕这些与死亡有关的话题，因为他们有可能还不能真正地理解死亡的意义。因此，如果一名儿童说她想死，因为这样就能见到她的爷爷了，那么你就需要弄明白她是不是认为她死了以后就能够和爷爷聊天。到时候她还能出去玩吗？能把爷爷带回家吗？如果这个孩子表现出一种对于死亡的清晰的理解，知道那将意味着她生命的终结，所有身体功能都将停止，她也将和自己的养育者永远分离，那么你就必须相信她的那种对于死亡的期待是非常严肃的。

一旦你探索完了来访者对于死亡的理解，询问了她对于这些自杀念头的感受，下面就可以把注意力转向她是否真的曾经尝试过自杀了。如果她尝试过，那么她当时采用的是什么方法？在她向你具体描述当时的情景时，你需要问自己：上一次自杀没有成功，到底是因为这位来访者拥有着相对良好的判断力，于是自杀过程被她的求生欲望所打断？还是因为她在药物的服用剂量方面出现失误，或是有人意外出现，或是其他一些纯粹的运气因素？

此时，你或许需要决定是否该向别人求助，听一听别人对于这位来访者是否面临近期危险的意见，而如果来访者传递出了十分危险的信号，那你也可以在更早些的时候进行求助。一旦你觉得必须这么做，那么下面的问题就变成了：为什么你还需要继续和来访者探索这一主题，而不是把后面的工作都交给某个更有经验更懂技术的人来做呢？

原因包含两个方面。首先，一旦来访者开始与你分享这些与自杀有关的信息并感觉到了你的关心，她也许会更希望能把一些具体的细节或计划告诉你而不是别人。事实上，在随后的几次访谈中，她也许会否认自己有过这些与自杀有关的想法。因此，你能收集到的信息越具体，越详细，在你把它们分享给其他访谈者或是治疗团队成员之后，这位来访者也就越有可能得到足够的保护而免受伤害。

其次，根据你的工作设置以及来访者自杀风险高低的不同，出于保护来访者人身安全的目的，接下来需要做的事情可能会涉及：让你的督导加入你对这位来访者的访谈；安排你所在机构中的精神科医生与这位来访者访谈；联系当地的急诊室并送这位来访者过去；或是陪同这位来访者等待她的家人来接她。然而，接下来也有可能需要你：给警方打电话让他们把来访者送去医院；或是把你的发现呈报给精神科大夫团队，让他们根据这些信息去决定是否要强制来访者住院。所以，由你来把这次访谈彻底做完不仅是一次很好的练习机会，还是对于这位来访者的安全——和权利——至关重要的一种保护。

通常，在访谈的过程中，如果意识到自己从来访者那里听到的信息意味着保密例外的发生，心理治疗师会觉得不太舒服——尤其是当你是这位来访者的主治心理治疗师（primary therapist）的时候。不知怎的，当你知道自己不能再保守秘密而又需要继续问问题的时候，你开始觉得低劣，卑鄙，鬼鬼祟祟，好像自己是在操纵别人。

在来访者告诉你她有自杀念头之后你需要询问的六件事

1. 上一次她有这种自杀的想法是在什么时候？

2. 这种自杀念头在她脑海中出现的频率是多少？

3. 想到这些让她有什么感觉？平静、欣慰、焦虑、恐惧还是怎样？

4. 她之前尝试过自杀吗？

5. 她现在有没有具体的自杀计划？

6. 她有能力实施这一计划吗？

如果事情发展到了这一地步，以下的这两句话也许会对你有用。首先，如果有人愿意告诉你她的那些与自杀有关的感受、想法或计划，那么在绝大多数情况下她这样做是希望你能够帮她远离自杀这件事。其次，如果情况真的不符合上一句话的描述，那么人命关天，这就意味着你必须要把保护她的生命安全放在第一位。

在确认过这位来访者以往对于自杀的尝试之后，你可以开始关注一下她当前是否真的有具体的自杀**计划**。如果她已经说过一些类似"我会从我家那栋楼的屋顶跳下去"的话，那么你需要把话题拉回到这句话，进一步探索一下这个想法的细节。比如，问她最近是否真的上过那个屋顶。而如果来访者是儿童的话，你可以问问她是否真的自己到过那个屋顶。

如果从她之前的谈话中找不到与具体计划有关的线索，那么你可以直接问她一些简单的问题，如"如果自杀的话，你会具体采用什么方式？"再次，你希望听到的肯定是那种极为模糊不清的答案，因为这意味着她并没有预先谋划过自杀的具体过程。

但是，如果来访者说，"我有一大堆药，"或是"我要饮弹自尽，"或是"我想从窗子跳下去，"那么你就需要详细地评估这些方法的**可实现性**（access to means），从而判断这位来访者对于自杀的**预谋等级**（level of premeditation）。比如，如果她说"我有一大堆药"，那你就继续问她具体打算吃哪一种药。她也许会说"我没想过"或者"我不知道，也许吃很多片阿司匹林吧"。这两种答案的严重性相比于以下这两种答案显然要低很多："我已经准备好了一大瓶安非他明"，或是"我妈妈死的时候，我把她的那些东西都存在了她的医药箱里"。

很明显，后面那两种回应暗示着这位来访者已经考虑自杀有一段时间了。同样的判断也适用于那些能够接触到枪支的人，比如一位儿童或青少年可能会说她的父亲有一支枪就放在最靠上的抽屉里，或者一位成人会告诉你她最近刚买了一把枪。

对于所有的来访者，尤其是儿童，你需要特别关注那些更加具有冲动性质的自杀形式，尽管这些倾向可能没那么有预谋，但是它们的危险性可能会更大。比如，如果一位儿童告诉你她想从窗子跳下去，你需要进一步确认她是否想过从**哪个**窗子跳下去。如果她说"学校里楼梯旁边的那个"，问一问她是否曾经在那扇窗子打开的时候靠近过它，她是否曾经在没人的时候走近过那扇窗子，以及是否她真的曾经爬到过窗台上面。

显然，到此为止，你已经对于这位来访者的自杀风险有了一些结论，并且可能已经决定了是否要将这些情况告知他人。然而，在此之前，你还需要收集一条信息，尤其在来访者是儿童的情况下。那就是，**为什么**她会在此时想要自杀。当然你不能直接这么问她，而是可以转而询问她觉得在她自杀以后会发生什么。如果你之前还没了解到这方面的信息，那么你或许可以从她的回答中知道她当前面对的冲突是什么，这些冲突又为什么会让她如此绝望。比如，你也许会听到"这样我妈妈就会后悔她昨天打了我"，或是"我不会真的死，我只是吓吓大家"，而成年人的回答也许是"这样我就不用再担心死掉的丈夫留下那些债务了"，或是"这样我男朋友就会后悔把我甩了，而我们就能继续在一起了"，或是"我妹妹肯定会回家找我的"。

不管答案是什么，在听过之后你应该以这样或那样的方式告诉来访者，还有很多其他的方法也可以解决当下的这个让她如此痛苦的问题。但是，你首先应该确信的是她不会真的自杀。如果你对此还没有太多经验，那就需要慎之又慎，有疑惑时万不可羞于征求他人的意见。

你应该在事先就和治疗团队的其他成员讨论好，查清楚机构所规定的程序，然后在事情真的发生时贯彻执行。一旦做完了这一切，你就会有种如释重负和大功告成的感觉。

然而，令人遗憾的是，事情并不总是这么简单，评估来访者自杀的可能性有时是一件十分困难的事，因为那些真正对此有过精心计划的来访者，那些严重抑郁的来访者，以及彻底绝望的来访者都有可能非常不愿意交流。在这种情况下，你不得不去更多地依赖自己的感受，依赖那些从蛛丝马迹中获得的线索，从而判断这位来访者当前的状态，探索她为何会冷漠、愤怒或绝望到不愿与人交谈的地步。除此之外，你有可能会发现一种完全相反的情况，也就是说，一位近期一直都非常抑郁的来访者竟然表现得十分安详，或是一位通常很安静的来访者突然变得特别幽默。这些都有可能预示着她已经做出了结束生命的决定。在这种情况下，你需要征求一下别人的意见——即使你的怀疑仅仅基于自己的不安和预感。

在完成了所有这些过程之后，可以说你已经竭尽全力尽己所能了，你已经用上了自己所有的资源、洞察、勇气去跟你的来访者探索了她自杀的可能性。但是，你必须承认自己的能力是有限的。如果一位来访者真心想要去死，她终究会找到方法的，不论你做了怎样的努力。

毕竟，她才是那个对自己的生命负责的人。

评估来访者的自杀风险

此处涉及的问题分为两部分，其中第一部分是你需要在每次访谈中都要问自己的。如果你对问题的答案是"是"，那么你就应该顺着来访者回应的方向，继续查清她是否有任何自杀的意念或意图。

需要问你自己的问题

1. 从统计上讲，这位来访者是否属于自杀的高危人群？

2. 在最近的一个月中，这位来访者的体重是否在无意中增加或减少了超过 5%？

3. 这位来访者是否报告过睡眠习惯的明显变化？

4. 这位来访者是否显得悲伤或冷漠？

5. 这位来访者的话是否听起来很沮丧？

6. 是否有其他人报告过这位来访者的沮丧或绝望？

7. 这位来访者是否看起来极度气愤或是充满敌意？

8. 这位来访者是否报告说最近心情突然变好或是突然从长期的抑郁中恢复？

9. 这位来访者最近是否经历过生命中重要人物的丧失，如离世、离异、离开或被抛弃？

10. 这位来访者是否报告说最近有朋友或家人自杀？

11. 这位来访者是否报告过任何的家族自杀史？

12. 如果有，那么这位来访者的家人是否会讨论这起自杀，还是会对其保密？

13. 那位亲人的自杀周年纪念是否即将临近？

14. 那位亲人自杀时的年纪是否和这位来访者当下相仿？

15. 这位来访者是否报告说曾经尝试过自杀？

16. 这位来访者是否暗示过——哪怕是以玩笑或其他的形式——死掉或许要比活

着更好？

17. 是否有其他人报告过这位来访者谈起过自杀？

18. 是否有其他人发现过来访者写的，或是有的字条、诗句或印刷品与死亡及自杀有关？

19. 这位来访者是否报告说正在放弃一些财产？

20. 这位来访者在历史上是否有过冲动、判断力受损或反社会行为的记录？

21. 这位来访者在历史上是否患过复发性抑郁症、严重焦虑或惊恐发作？

22. 这位来访者在历史上是否患过严重的精神障碍，尤其是命令她自我伤害的幻听？

23. 这位来访者是否有过物质滥用的历史？

24. 这位来访者是否频繁参加"死亡挑战"或者高危行为？

25. 这位来访者是否频繁地跟比自己强壮或厉害得多的人打架？

26. 这位来访者的生活是否正在面临着某种危机，如疾病、失业、离异、辍学、或停学？

需要问来访者的问题

在以下的列表中，最开始的问题相对宽泛，但后续的问题会越发具体。这一列表旨在帮助你确定来访者是否有自杀意向。你不一定需要从这些问题开始问起，然而，一旦来访者身上表现出了自杀意向的端倪，你就应该按照列表所提供的模式，尽可能详细地探索进一步的信息。

1. 你看起来有些心烦。你现在的感觉有多糟糕？

2. 在你感觉糟糕的时候，你有没有曾经想过自我伤害？

3. 你曾经想到过死吗？

4. 在你觉得生不如死的时候，你曾经想到过自杀吗？

如果来访者对于以上问题做出了肯定回应：

5. 你最开始有这种想法是在什么时候？

6. 在你最初有这种想法的时候，当时发生了什么事？

7. 你的这些念头出现的频率如何？

8. 一旦想到这些，你能让这些念头停下来吗？

9. 在你考虑自杀的时候，你会思考很多吗？

10. 这些想法会让你心烦意乱，还是会让你感觉好些？

11. 你觉得，如果你自杀了，然后会发生什么？

12. 你觉得谁会来阻止你的自杀？

13. 你告诉过别人你正在考虑自杀的事吗？

14. 在你的想象中，死亡是个什么样子？

15. 在你有自杀想法的时候，在想象中你具体是以什么方式自杀的？

16. 在想象自杀情景的时候，你最终自杀成功了吗？如果没有，是谁阻止的你呢？

17. 你想象过写一份自杀遗书吗？你以前写过这种东西吗？

18. 你准备从哪里获得这些自杀所需要的工具？如手枪、药片、刀子等。

19. 在你想到自杀时，你会把这些想法告诉任何人吗？

20. 那个人能让你感觉到安慰吗？

21. 有没有对你来说特别重要的某个人，你愿意为了他而不去伤害自己？

第十章 如何判定来访者是否有物质滥用的问题

10◇ HOW TO DETERMINE WHETHER A CLIENT IS A SUBSTANCE ABUSER

在精神健康的领域中，很少有哪些主题会比物质滥用更能够引发争议。究竟人们为何会服用那些危险而违法的毒品？为何会酗酒？为何会将药物滥用于其他非医嘱的目的？每当讨论起这些问题的时候，最后得到的答案的数量通常会比讨论参与者的人数还要多。[①]

有些人会说，物质滥用是一种疾病，借助现代科学的帮助，科学家已经发现其与基因序列、化学环境和神经网络之间的联系，因此，物质滥用者应该与其他慢性衰竭性疾病患者得到等同的对待。另一些人会指出，物质滥用是一种社会问题，就像贫穷和种族歧视一样，人们这样做显然是为了缓解他们在生活中遭遇到的痛苦和不公正的对待。还有一些人则会告诉你，物质滥用是道德问题，同其他反社会行为一样，它会对我们的社会造成伤害，因此这些物质滥用者应该被交由司法系统处置。

甚至，对于物质滥用的定义也是模糊的。大多数诊断手册通常会区分物质使用（use）、物质滥用和物质依赖。不同类型的社会观察家都描述过当前社会的这种让人无奈的状态，到处都是瘾君子和酒鬼，而他们还声称自己是为了应酬和社交才会如此，说自己的孩子只是"偶尔抽点大麻而已"。即使是那些公开承认自己买卖和使用这些毒品、药物和酒精的人，那些知道这样做不仅会违反法律还会在心理层面受到伤害的人，也会毫不迟疑地向你保证，他们和他们的顾客这样做只是为了"消遣"而已。

就算我们能对物质滥用做出一个简要的定义，我们也仍然几乎不可能在治疗物质滥用者的方法上取得共识。对于这个问题，人们有着各种不同的意见。有些人相信，帮助物质滥用者康复的最佳人选正是另一位正处在康复过程中的滥用者——这也就意

[①] 在美国，毒品和一些精神类药物之间的边界十分模糊，很多药物在特殊的用法与用量下能够达到和毒品相似的效果，而很多"毒品"也不一定是违法的，如大麻。——译者注

味着需要借助不同类型的"十二步疗法[①]"。另一些人则拥护对物质滥用者进行个体治疗，而治疗师也必须经受过针对物质滥用问题的专业训练。当然还有一些人认为任何接受过良好训练的心理治疗师都能胜任这类工作，甚至有人坚信团体治疗是对此有效的唯一方法。

不同的治疗取向对于治疗物质滥用者需要采取的第一步措施也持有着不同的见解。比如，你所在的机构也许认为，无论来访者带着什么样的诉求前来求助，只要发现他有酗酒或吸毒的问题，那么这类问题就必须成为心理治疗的最初焦点，哪怕这意味着这位来访者需要先住院治疗一段时间，或是先去戒毒所待一段时间。或者，你所在的机构也许把物质滥用视为一种意在自我毁灭的症状，因此在这位滥用者戒断毒瘾之前，先要找到其症状背后的问题根源。

到目前为止，你可能已经明白了，凡是涉及物质滥用的问题，人们都无法达成共识。只有以下这点除外：任何人都不会怀疑，酒精和毒品的使用或滥用与其他的毁灭或自我毁灭行为之间有着巨大的联系。它们会影响工作表现和婚姻关系，增加患有某些疾病的概率，并且让人们更有可能做出违法犯罪的行为。杀人、自杀、躯体暴力、虐待儿童，在大多数情况下，这些行为都与物质滥用密切相关。那么，既然物质滥用从某种程度上来说确实能够引发其他的危险行为，我们每位临床工作者就有必要了解这一领域，学会去评估潜在的物质滥用问题。

在很多情况下，处理物质滥用的问题成了**预防**某些其他危险行为或毁灭行为的关键。比如，如果在了解情况的时候你发现来访者有殴打和性虐他人的行为，那么出于对其家庭关系的关注和对其潜在犯罪行为的预防，你也许就应该在他描述自己饮酒和服用药物时多加小心。而如果他感觉自己无法改变物质滥用的习惯，你还可以教他如何在当自己感觉到冲动的时候想办法暂时远离当前的环境。

那么，你应该如何开始对潜在的物质滥用问题进行评估呢？首先，你可以了解一

[①] 十二步疗法，也叫十二步项目，最早源自著名的 AA 匿名戒酒互助会，随后被推广到各类成瘾和强迫行为的戒断领域，是一种在欧美广泛流行的结构化团体心理治疗，团体的领导者并非专业的心理或临床工作人员，而是成员信任的曾经也有过该类问题的资深戒断者。——译者注

下这位来访者所具有的其他行为问题。类似的情况我们已经在第八章和第九章中讨论过了，而你现在的工作重点则是要去了解，这些与自杀意念或伤害他人有关的问题是否在药物、毒品或酒精的服用下越发恶化。

除了以上两个方面，本章其余的部分主要用于帮助你去理解，如何对来访者是否是物质滥用者进行**总体和全面的评估**。而在本章末尾，你可以找到一些能够帮你收集相关信息的具体问题，这些问题要么是你需要问自己的，要么是应该问来访者的。当然，在收集完这些信息之后，你需要和治疗团队就这些内容进行讨论，从而决定下一步的干预方法。

然而，在开始之前，我们有必要明白物质滥用的评估过程具有一定的特殊性。即物质滥用者通常不想让别人知道他们这方面的习惯。他们可能会觉得羞耻，也可能认为这些非法行为会导致他们被捕入狱，还有可能不认为自己这方面的问题真的有那么严重。总之，他们有各种理由不想在访谈中谈及这一主题。

因此，如果不是你问到的话，这一话题也许永远都不会浮出水面。不幸的是，就算你问了——而且即使诸多信息让你有理由确信这位来访者有物质滥用的问题——他也许依然会否认。还有一种可能，就算他真的承认了，那他也会对这个问题轻描淡写。于是你会发现，想要理解一个人在物质滥用方面的情况实在不是一件容易的事。对这个问题来说，你将不得不学会通过从诸多不同的方面进行了解，从而整合出一个相对准确的全景，判断出这些毒品和酒精在多大程度上影响和妨碍着来访者的日常生活和社会功能。

刚刚的这种说法——最终你需要努力评估的是毒品和酒精究竟在来访者的心理、生理、社交和工作上扮演着怎样的角色——正是评估物质滥用的真谛所在。因此，对物质滥用的了解实际上应该在其他那些日常评估的过程中就已经开始了。比如，如果你正在采集疾病历史的信息，你可以问一问来访者是否抽烟喝酒，是否曾经使用过某些毒品或药物。而在收集家庭史信息的过程中，如果来访者提到了某位家庭成员的物质滥用问题，那么你一定要抓住这个机会继续探索一下这件事给他带来的影响。

我们应该探索的第一个常规领域是，来访者到底使用的是**什么物质**？他是只喝啤酒？是又抽大麻又喝啤酒？还是又抽烟又抽大麻又喝啤酒但"从不碰烈性酒"？他曾经用过可卡因、海洛因、安定等类的毒品或药物吗？请注意，这里的"等"字非常重要，它代表了一系列能够被误用或滥用的合法或非法的物质，也包括一些可以从药店柜台买到的药物。为了让自己更加地了解物质滥用这一领域，你应该在力所能及的范围内调用各种资源去让自己熟悉那些各式各样的毒品和药物，喝的、吸的、抽的、吃的、注射的都包括在内。

一旦来访者承认了他使用过一些物质，你就应该进而了解一下他使用了**多长时间**。比如，一位酒精滥用者有可能会告诉你他第一次喝酒时的情况。而一位海洛因使用者几乎一定能告诉你他第一次吸毒时的情况，包括是谁给他的毒品。这些事实不仅对于你的评估过程至关重要，还可以很有趣。我的意思是，滥用者有时会完全不记得第一次使用这些物质时的情况，尤其是对于那些酒精滥用者来说。

然而，这些往事并不一定意味着来访者承认他当下有物质滥用的问题。所以，你的下一个问题应该是，上一次使用这种物质是在**多久之前**。显然，相比于来访者回答说"我已经加入 AA 匿名戒酒互助会 20 年了"，"我不记得了"或是"也许上周吧"或是"今天早上"这类答案有着截然不同的含义。

像"今天早上"这类回答将会把治疗师置于一个有趣而又进退两难的境地，在这种情况下，你应该明确地向你的督导报告这一点，尤其是在你欠缺评估物质滥用症状所需相关经验的时候。在访谈过程中，你也许会发现来访者的表现实际上正处于药物、酒精或毒品的影响之下。

在这种情况下，这位来访者有可能并没有明显表现出喝醉或很"high"的样子。即使他表现出来了，那么心理治疗界目前对于如何处理这种情形也存在争议。有些人说，在这种情况下你应该停止访谈，建议来访者等戒断或至少不明显处在物质影响的时候再回来继续访谈，告诉他使用那些物质会让他无法在治疗中得到应有的收获。另一些人相信，你应该试图和来访者讨论使用这些物质会给治疗过程带来的可能的影响。还有一些人认为，你应该继续访谈，并且尽可能多地探索来访者物质滥用的历史。无论如何，你都应该和你的督导讨论一下，看看机构认为怎样应对更为恰当，了解一下如果来访者当前的状态不适合在你所在的机构接受心理治疗，那么应该将他转介到哪里。

让我们先假设你决定继续进行这次访谈，那么下一个你需要关注的地方是，这位来访者每次会使用**多大计量**的该种物质。正如你将会在本章末尾的问题列表中见到的那样，你需要了解这位来访者每次喝多少酒，每 24 小时抽多少大麻，吃那些药片的用法和用量是如何。然而，这些问题的目的并不在于让你更有把握判定来访者是否有酗酒、吸毒或药物滥用的问题，因为，不幸的是，做出这样的判断并没有这么容易。

在我们的社会中，酒精、毒品和药物对于不同的文化群体有着十分不同的意义；事实上，考虑到你自身所处的文化和社会背景，也许你会对那些在你个人经验之外的与酒精、毒品和药物有关的行为感到恐惧，甚至是会对它们进行批判。举例来说，如果你听到一位城区青年表示，对他来说，尝尝街边卖的东西更像是一种成人礼（rite of passage），你也许会觉得特别担心。而如果一位值晚班的员工告诉你，他们那里的所有人都会从老板离开一直喝酒喝到白班开始，你可能会感到十分焦虑。你的担心和焦虑也许是有根据的，但也许并非如此，这正是我们需要依赖完整而彻底的评估才能做出判断的原因，也正是治疗团队必须要存在的意义。

在聆听来访者描述与物质滥用有关的内容时，尤其是在你开始评估物质使用剂量的时候，请留心如下两点：首先，来访者是否在相当长的一段时间内持续使用相同剂量的物质？还是说他的用量一直在增加？如果用量正在增加，那么大概多久增加一次？每次增加的剂量又是多少？其次，如果他正在增加使用物质的计量——无论他的朋友们是否觉得这是在让他通过某种考验，无论他周围的同事是否都是如此，也无论他所处的社会文化环境是否需要他这样——这位来访者本人是否对此表示出了怀疑或担心？他是否觉得自己已经染上酒瘾或者毒瘾？

"来访者本人是否担心自己有物质滥用的问题？"这一点在访谈的过程中随时可能会被提起。而如果来访者表达了这方面的担心——如同来访者对其他方面的担心一样——这就意味着他需要帮助。然而，如果他此时没有表示出任何与物质滥用有关的担心，那么你就可以继续后面的提问了：**他通常会在什么时候使用这些物质？**

此时，你需要在倾听来访者的表述时关注他使用这些物质的情景、时间和同伴。我们可能都希望有一个表格或者计算公式，能让我们判断究竟在哪些情况可以确定来访者有物质滥用的问题。遗憾的是，不同的物质有着不同的特性，所以我们没有统一的标准和数据来进行参照。

事实上，一边是一位二十年来每天晚饭喝半瓶葡萄酒的来访者，另一边是一位每两周和朋友们大醉一场的来访者，前者所面临的危险也许会小于后者。相比之下，一位每三个月在聚会时吸一次可卡因的来访者，另一位是每天下班开车回家都习惯性地"卷几根大麻抽"的来访者，后者出危险的可能性却会大于前者。在这些例子中，你将会遇到的问题之一在于，我们的社会价值观和判断力会影响我们对于问题严重性的判断。所以，你必须提醒自己，你此时的主要任务是收集信息，而这些信息将被用于随后的评估和决策，你要做的并不是去对来访者的行为和习惯给予认同或谴责。

问你自己

· 来访者使用哪些物质（酒精、药物、毒品等）？

· 最近一次使用是在什么时候？

· 每次使用的剂量是多少？

· 他一般在什么时候使用这些物质？

· 他为什么要使用这些物质？

· 使用这些物质后会发生什么事？

· 使用这些物质对他的日常生活造成了怎样的影响？

· 他是否曾经尝试过停止使用这些物质？如何尝试的？成功了吗？

在"什么时候使用"这个问题中，潜藏着我们要问的下一个问题的答案：**他为什么要使用这种物质？**当然，你不能直接问这个问题。而且，你可能会得到各式各样的答案。他是想在人群之中觉得放松一些吗？他是为了减轻慢性躯体疼痛从而能继续工作吗？他是为了在做爱时发挥更出色吗？他所有的朋友们也都会如此吗？他是为了逃

避即将被降职的这一事实吗？他是快要破产了吗？他的孩子们要离开他了吗？在探索这一问题的时候，你可能会听到许多解释。如果你觉得这些答案不够清晰和简练，你也不要感到太过惊讶。

然而，相比之下，对于你要询问的下一个问题，来访者的答案可能会明确很多。下一个问题就是：**在使用这些物质之后会发生什么事？**此时，你应该去关注那些行为和性格方面的变化。比如，他会昏过去一阵，然后不知道自己是怎么回家的吗？他会真会在聚会中感觉到悠闲吗？他会在饮酒之后殴打孩子和老婆吗？他会在随后的工作中表现得更大胆吗？他会开始听到一些声音或是觉得有东西在皮肤上爬吗？他会觉得很快活并且在那段时间里把所有那些麻烦都抛在脑后吗？

如果你得到的答案类似于最后一种，那么他所指的又是些什么麻烦呢？而这些麻烦是否又正是由物质滥用所引起的呢？换句话说：**使用这些物质对于他的日常生活造成了怎样的影响？**比如，他的伴侣会因为他使用这些物质而威胁要离开他吗？他是否由于酒后驾车、出售毒品、挪用公款去买毒品等类似的行为而被逮捕过？他交往的朋友和伙伴是不是只局限在那些使用这些物质的人群？他当前的身体健康状态是否和他对于这些物质的使用有关？他是否会因为不能准点上班、工作不认真、表现不好等不同于以往的状态而即将被开除？

到此为止，你肯定已经发现了，想要评估一位来访者是否需要针对物质滥用问题的治疗，竟然需要如此多的步骤。访谈进行到这个时候，如果来访者愿意回答你的这许多问题的话，很可能他已经意识到了自己有物质滥用的问题，而这又严重地影响到了他的生活。不管他是否承认这一点，如果可能的话，在将访谈得到的信息汇报给治疗团队之前，你还有三个问题需要探索：**来访者是否曾经尝试过停止使用这些物质？如何尝试的？成功了吗？**

在来访者回答完这些问题之后，你就已经完成了本次对于来访者物质滥用史的评估。对于治疗团队来说，你的评估意义非凡。只有借助你收集到的这些信息，他们才能慎重而细致地调整针对这位来访者的干预计划，从而让他得到必要的处理和更好的帮助。

评估物质滥用的潜在可能性

你不太可能会问到所有这些问题。然而，由于同时使用或滥用多种物质的情况在当今的时代已经比较普遍，你需要根据来访者对于前六个问题的回应来筛选后续将要问到的问题。

1. 你抽烟吗？曾经抽过吗？烟龄多少？每天抽多少根？

2. 你喝酒吗？

3. 你喝什么酒？（啤酒、葡萄酒、酒精饮料？）

4. 你是否会定期服用某种处方药？这些药吃后让你有什么感觉？

5. 你是否会定期服用某种自己从药店柜台买来的药物？这些药吃后让你有什么感觉？

6. 你使用过毒品或非法的药物吗？

7. 你上一次喝酒／使用药物或毒品是在什么时候？

8. 你上次喝酒喝了多少／你上次使用药物或毒品的剂量是多少？

9. 上上次喝酒／使用药物或毒品又是在什么时候？

10. 你上上次喝酒喝了多少／你上上次使用药物或毒品的剂量是多少？

11. 你每次喝酒／使用药物或毒品的量基本上一致吗？如果不是，那这个量是在增加还是减少？

12.（如果在增加）你对此感到担心吗？

13. 在喝酒／使用药物或毒品期间，你有过明显的体重增加或减少吗？

14. 在喝酒／使用药物或毒品期间，你出现过睡眠方面的问题吗？

15. 你通常会在一天之中的什么时候喝酒／使用毒品或药物？

16. 你通常会在一周之中的哪几天喝酒／使用毒品或药物？

17. 一周之中你会有几天喝酒 / 使用毒品或药物？

18. 在喝酒 / 使用药物或毒品的时候，你通常会和谁在一起？

19. 你的大多数朋友都喝酒 / 使用毒品或药物吗？

20. 你父母现在（或曾经）喝酒 / 使用毒品或药物吗？

21. 在你的家庭中有人酗酒 / 吸毒成瘾吗？

22. 你曾经担心过自己有酒精 / 药物方面的问题吗？

23. 有没有人曾经说过你有（或曾经有过）酒精 / 药物方面的问题？

24. 喝酒 / 使用毒品或药物能够给你带来什么好处？

25. 在喝酒 / 使用药物或毒品的时候，你感觉如何？

26. 有没有人曾经告诉过你一些你在喝酒 / 使用药物或毒品之后所做的事，而你却完全不记得这些事？

27. 有没有人跟你说过你在喝酒 / 使用药物或毒品之后会变得更容易冲动、愤怒、或失控？

28. 你是不是比以前更能喝了 / 能使用更大剂量的毒品或药物了？

29. 你是不是不如以前能喝了 / 受不了以前那么大剂量的毒品或药物了？

30. 在刚喝完酒 / 使用过药物或毒品之后的一段时间里，你是不是变得更喜欢社交了？

31. 你是否在酒精 / 药物或毒品的影响下与某人发生过本不该发生的性行为？

32. 你是否在酒精 / 药物或毒品的影响下做过让自己后悔的事？

33. 你喝酒 / 使用药物或毒品是为了"摆脱烦恼"吗？

34. 你想借助酒精 / 药物或毒品摆脱什么样的烦恼？

35. 在你的工作环境中，有人曾经表示过对你喝酒 / 使用药物或毒品这方面的担心吗？

36. 你知道喝酒 / 使用药物或毒品给你的工作带来了什么不良影响吗？

37. 你有过因为喝酒 / 使用药物或毒品的原因旷工的情况吗？

38. 你因为喝酒 / 使用药物或毒品丢掉过工作吗？

39. 你和伴侣之间因为喝酒／使用药物或毒品的事有什么冲突和矛盾吗？

40. 你的伴侣曾经威胁过，如果你再不停止喝酒／使用药物或毒品就会离开你吗？

41. 你的伴侣因为喝酒／使用药物或毒品的事而离开过你吗？

42. 喝酒／使用药物或毒品是否影响到了你的性生活和性能力？

43. 你是否曾经有过在酒精／药物或毒品的影响下做出违法的事情而被捕的经历？

44. 你会因为喝酒／使用药物或毒品而减少对家人和家庭的关注吗？

45. 在刚喝完酒／使用过药物或毒品之后的一段时间里，你会避免和家人或朋友接触吗？

46. 你是否曾经有过在酒精／药物或毒品的影响下殴打伴侣或孩子的情况？

47. 你现在有财政方面的困难吗？

48. 这些困难与你喝酒／使用药物或毒品有任何联系吗？

49. 你曾经尝试过戒酒／戒断药物或毒品吗？如何尝试的？

50. 你是否曾经在酒精／药物或毒品的影响下看见或听见过本来并不存在的东西或声音？

51. 你是否为了停止喝酒／使用药物或毒品接受过任何形式的心理治疗？

52. 你是否为了停止喝酒／使用药物或毒品参加过十二步疗法或任何其他形式的支持性团体？

53. 你是否为了停止喝酒／使用药物或毒品去看过医生？

54. 你是否曾经因为喝酒／使用药物或毒品而住过院？在哪？住了多久？

第十一章 如何评估儿童被忽视、虐待和性虐待的问题

11◇HOW TO ASSESS CHILDREN FOR NEGLECT, ABUSE, AND SEXUAL ABUSE

在众多能够激发临床工作者负面情绪的情景中，最让我们悲伤、恐惧或愤怒的，要数那些与伤害儿童有关的事件了，诸如成人对儿童的殴打、侮辱、性骚扰，或是对自己所监护儿童的不管不顾，任由别人来伤害。即便只是去想想这些忽视、虐待和性虐待的情景，我们都会感受到无法忍受的痛苦。然而，即使我们期待、希望和祈祷这类事件永远不会发生，法律、社会和良心却仍然需要我们对这类事件进行思考，学会识别这类事件发生的**潜在可能性**，并且在适当的情况下把我们的担忧通知给他人。

尤其重要的是，你应该注意和理解上一句话之中的"可能性"这三个字。这里强调的是：我们要去评估的是儿童被忽视、虐待或性虐待的**可能性**，而并非对此做出确定的结论。除非你所在的机构要求你判定是否有这种情况发生，否则的话，作为心理治疗师，你的责任只是去向有关领导和机构提出你的关注和担心，并在随后向他们递交你所收集到的相关资料——而**不是去证明**一个孩子目前确实正在遭受着忽视、虐待或性虐待。

对于虐待行为和忽视行为，每个州都有着自己的法律定义，每个州也都有着自己的一套呈报系统，甚至，每个州还有着自己所规定的**责任呈报人**。州政府通常会根据许多因素来选定呈报人，如受训背景、执照、工作性质等。因此，你的第一个任务就是弄明白自己是不是儿童虐待事件的责任呈报人。如果是的话，这就意味着你将要在**未能**呈报疑似事件时面临法律的制裁。

不论你是不是责任呈报人，你所在的机构都一定会有一些针对此类情况的指导方针。所以，你的第二个任务就是让自己熟悉那些指导方针，然后跟你的督导讨论这些方针在具体执行时的含义。你应该了解一下呈报此类事件时需要填写的表格，看一看根据你所在州的相关法律，你需要将自己的评估和收集到的材料呈报给哪些机构。

在这类疑似忽视或虐待儿童的情况下，尤其重要的是，你需要竭尽所能**避免做出片面的呈报**。你应该尽可能利用身边的那些有经验的治疗师的支持、帮助和指导，让自己从不可避免的焦虑中冷静下来，慎重地考虑是否需要会见这名儿童的家长，以及是否需要联系儿童福利机构。向他人呈报此类事件是一种义务，也是一种责任，这意味着你需要在信息采集的过程中时刻保持着你的良知和原则，一丝不苟，尽职尽责。你要知道，这不仅关乎着一个儿童的安全，还牵连着一个家庭的幸福和完整。

因此，本章的首要目的在于，帮助你收集到全面而丰富的信息，做出严谨和公正的评估，从而能够在此基础上与那些更有经验的治疗师进行协商。本章的第二个目的是，为你提供评估所需的工具和自信，从而让你能够在发现儿童身处危险而又**确实**找不到人共同商议的情况下，毫不犹豫地挺身而出，保护这名儿童的安全。

记住

查清你是否是儿童虐待和忽视事件的责任呈报人。

在本章中，我们将会澄清一些与忽视和虐待有关的概念，进而讨论在哪些情况下我们有理由怀疑这类情况有可能正发生在来访者的身上。你将会学到在这些情况下应该问什么问题，以及如何评估儿童近期所面临的危险。另外，本章还会涉及你在评估儿童面临的忽视、虐待和性虐待风险时所需要关注的三大常规领域：**躯体症状**、**行为迹象**和**养育者特征**。

对于虐待或忽视儿童的事件如何避免做出片面的呈报

1. 了解你所在的机构对于疑似虐待或疑似忽视情况的工作程序。

2. 尽可能只在有资深治疗师当班的情况下才与儿童进行首次访谈。

3. 如果 #2 无法满足，了解一下有没有可以随时接你电话的轮值资深治疗师。

4. 如果 #3 无法满足，要来你督导的家庭电话，问他你在什么情况下应该打这个电话。

5. 要来你所在机构主管的家庭电话，问他你在什么情况下应该打这个电话。

6. 在你觉得某位儿童有危险的时候，不要因为觉得不好意思，或是怕打扰到她的家庭生活，就不去联系资深治疗师、督导或主管。

在本章的末尾，你将看到一个详细的，关于躯体症状、行为迹象和养育者特征的列表。这个列表不仅可以作为你在访谈时进行提问的参考，还能够帮助你了解与虐待和忽视问题有关的知识。你最初或许会感觉有些线索看起来和虐待和忽视没有太大关系，但事实并非如此。因此，对你来说很重要的是，熟悉这些症状、迹象和特征，了解一下哪些线索之间的**组合**能够暗示出虐待和忽视的问题。而且，这个列表也可以帮助你避免妄下结论的可能。尤其是在你感觉焦虑的时候，你更是必须要抵制住那种想要立刻下结论的冲动，继续探索更多的信息，从而让自己做出更加严谨和公正的判断。

那么，明白了以上这些内容之后，让我们先来区分一下忽视和虐待这一对概念，当然你也要知道，这些定义和说法在州与州之间是不同的。这里所涉及的忽视也许在某些州的法律中叫做粗暴对待或虐待；而这里的躯体虐待也许在某些地方叫做过度体罚。然而，总体来说，**忽视**可以被如此定义：父母或法定养育者**没有为孩子做到那些本应该做的事**。与之相对，**虐待**则可以被定义为，父母或法定养育者**对孩子做了一些本来不应该做的事**。

你可能已经注意到了这两个定义都只涉及孩子的父母或法定养育者给孩子带来的伤害。这或许会让你有些糊涂，因为很明显除了父母和法定养育者以外，其他人也能做出伤害孩子的事，而在这种情况下，你同样需要了解事情的真像，做出正确的评估，从而决定是否要将事情告知有关部门。

举例来说，一位男性也许正在对他女友的孩子进行躯体虐待或性虐待。根据你所在州的法律，根据这位男性具体的所作所为，他的行为有可能面临着蓄意伤害、强奸、鸡奸或其他的指控。另一方面，这位出于某种原因未能保护好自己孩子的母亲则可能会面临着忽视儿童的指控，因为按照上文中的定义，忽视是指父母**缺少**对于孩子应有的养育和保护行为，或是对孩子某些方面的照顾表现出了反应迟钝或心不在焉。

这种忽视所涉及的欠缺有五种不同的表现形式，而其中最主要也似乎是最为明显的一种要数**生理忽视**。之所以说"似乎"（在其他几种形式的忽视中也有类似的道理），是因为在不同的社会和文化环境中对这种忽视的评估存在着一定的差异。比如，如果一个幼童被送到了你的办公室，穿着破旧、肮脏或不应季的衣服，你也许会觉得反感、气愤，甚至确信她被忽视了。然而，如果是一位12岁的儿童这样装扮，那就可以有着完全不同的意义——也许她全家刚从另一个文化环境中搬到这里，也许她无家可归，也许她信仰某种特殊的宗教，也许她是受到迫害的难民，或者也许她只是刚从野外营地徒步归来。

因此，在评估任何形式的忽视的时候，很重要的一点在于，你要问自己两个问题：首先，你发现孩子所处的这种状态是否**已经持续了一段时间**？换句话说，是否有足够的信息表明这是孩子所获得照顾的一种典型的状态？其次，这种状态是否会**危及孩子的健康和安全**？如果两个问题中有任何一个能让你给出肯定的回答，那么你就可以比较放心地说，你所观察、倾听和担心的忽视问题确实值得进一步去探索和评估。

现在，让我们回到躯体忽视的定义上来，这可不只涉及对于孩子外表的评估。一般来说，躯体忽视不只涉及孩子衣着方面的不适或不足，它还可以用来描述那些涉及居所、卫生和食物方面的问题。借助以上两个问题的帮助——即，持续的时间和在健康或安全方面的风险——对你来说，判断一个孩子当前是否面临着躯体上的危险应该不算困难。

如果你对此感到担心，但又不能确定，那么可以继续进行询问——并非以指责或审问的方式，而是要表达出你对于孩子健康状况的关注。同时，你也需要表达出对于孩子父母的理解，并且让他们知道你愿意帮助他们更好地尽到为人父母的责任。根据父母和孩子具体情况的不同，也根据孩子所面临问题的不同，你既可以询问孩子也可以询问父母。问问她最近饭吃得好不好，能不能洗澡，有没有干净衣服穿，以及有没有常住的房间，如果没有，那有没有自己的床；如果有，屋里一共住了多少人。问问她早餐吃的什么，谁给她准备吃的。如果对于这些问题的回答看起来很有意义，你应该把它们记录下来。

第二种你必须关注的忽视形式是**医疗忽视**，而它经常与第一种忽视之间有着直接的联系。举一个最直接的例子：一个孩子总是吃不饱，最终导致了营养不良。当然还有很多其他的例子，比如：一个孩子生病了但她所服用的药物不仅有害健康而且也不对症；或是一个孩子表现出了严重的症状，但却没有被送往正规的医疗机构进行检查和诊断；或是一个身患重病的孩子有可能因为得不到治疗而面临着死亡和残疾的危险。

第三种需要关注的是**教育忽视**，顾名思义，也就是说，孩子没有上学，也没有从其他一些具有同等资质的机构或系统中得到学习的机会，而这一切都是由于养育者的种种问题所造成的。比如，一位酗酒或抑郁的母亲也许会日夜颠倒，整个白天都在睡大觉，于是，她根本不可能在这种情况下送孩子去上学。或者，一位父亲按照自己的意志把年龄较大的孩子留在了家里，让她像保姆一样照顾那些年幼或体弱的弟弟妹妹。

第四种忽视的形式来自**监管不足**。这指的是，让过于年幼的孩子自己呆在家，处于孤独或无人看护的状态；或是将孩子置于一些威胁的情景中，如把她交由身心有缺陷的人来照看；或是让孩子见闻或参与一些与她年龄不符的活动，如色情作品、卖淫嫖娼、吸毒嗑药之类；或是干脆抛弃孩子。

最后，第五种形式叫做**情感忽视**，意思是，家长把孩子当作替罪羊，让她长期与世隔绝不见天日，或是羞辱她，贬低她。另外，父母也许还会持续用一些恐怖的后果威胁孩子，迫使她接受其他形式的精神监禁，或是干脆长期无视她的存在。

这就是五种基本的忽视形式。你现在一定已经想到了，这些潜在的忽视情况有时是由于一些发生在养育者身上的不可抗力所导致的。而这些现实原因给临床工作者带来了非常棘手的问题。

事实上，无家可归、物质滥用、亲人亡故、失业在家、精神障碍、智力低下，以及许多其他类型的养育者自身的问题都能解释为何一个孩子没有得到足够的照顾。于是，所有这些有情可原的情况都有可能让你感觉到愧疚和迷惑，使你不知道自己是不是有权利让这些父母本已千疮百孔的生活变得雪上加霜，让这些已经备感压力的父母还要去面对自己在照顾孩子这方面的失职和罪责。这就是为什么你一定要**尽早**把收集到的信息分享给你的督导和治疗团队的原因，因为只有这样，你才能在他们的指导和帮助下做出决定，确定为了保护孩子下一步必须做些什么。

当然，以上的描述同样适用于**躯体虐待**。躯体虐待可以被定义为：**故意**而非偶然地给儿童造成伤害。这些伤害可以包括撞伤、烫伤、咬伤、打伤、刺伤、骨折，以及其他许多形式的躯体伤害。这些伤痕也许在你接待一位儿童的时候很容易被看到，但也可能十分隐蔽。这些伤痕可能来自于一次偶然事件，也可能源于持久而反复的侵犯。伤害事件可以发生在昨天，也可以发生在上个月甚至去年。

为了了解这些潜在的虐待事件，你需要考虑到许多因素，从而细心挑选你的问题。比如，一个孩子也许年龄足够大，能够轻松地描述事情的经过；另一个孩子也许太小，她的经历也许只能在玩娃娃和画画的时候才能浮现出来。一个孩子也许会告诉你她"很容易出意外"，而另一个孩子则会向你解释说，她之所以每周一总是穿长袖衣服，是因为她每个周末都要在爸爸家度过。

不仅如此，每个孩子对于发生在自己身上的事件会有着完全不同的理解方式。有的孩子也许很容易就告诉你她的父母为什么会惩罚她，怎么惩罚她，当时的情形如何等相关信息。另一个孩子也许会在告诉你事情的经过之后马上解释说这都是她的错，是她不听话，吃了太多爆米花，等等。还有的孩子会表现得疑心重重或拘谨小心，或是对伤痕的来源给出前后不一致的解释，矢口否认自己身上那些不容易被看到的伤痕，甚至干脆在被问及这些事件的时候变得惊慌失色、沉默不语或是泪流满面。

一方面，你必须学着去理解和欣赏儿童传递信息的方式，他们通过各种各样的渠道让你意识到他们正在遭受着躯体虐待。另一方面，你也必须去了解家长们的知识和观点，明白他们如何认识虐待儿童的行为。在社会上，由于人们有着不同的文化、种族和价值观，他们看待虐待儿童行为的方式也随之千变万化。比如，在我们眼中非常明显的过度体罚行为，对于某些亚文化环境中的家长以及他们身边的人来说，只不过是一种适度的纪律和训练而已，在他们眼中，如果没有这些管教，孩子就会变得不懂规矩，没大没小。这些家长有可能完全不清楚，自己的做法在更大的文化范围中已经构成了虐待儿童的罪行。

在另一种极端情况下，有些家长非常清楚虐待儿童行为在法律中的定义，他们甚至会警告自己的孩子，让孩子撒谎或者隐瞒那些伤痕，如若不然就将遭受更为严重的惩罚。他们会非常清楚殴打孩子身体的哪些部位会让伤痕最不可能被发现。而且，这些父母有可能之前被报告或怀疑有过虐待儿童的行为，甚至之前就由于虐待行为而被剥夺过抚养孩子的权利。

鉴于父母对于自己的行为有着如此不同的认识，为了肩负起保护儿童的责任，你必须在访谈的过程中动用许多常识。你应该问问自己，为了确定这个孩子是否安全，究竟怎样才是收集信息最好的方式。与此同时，更重要的是，你要确定自己当前的做法不会把这个已经让你有些担心的孩子推向更加危险的境地。

在评估一个孩子是否面临着**性虐待**的危险时，常识和技术都很必要。顾名思义，性虐待是指任何利用儿童达到性目的的行为。通常这些性目的包括口交、肛交和生殖器性交。这种行为也许只发生过一次，也许已经发生过很多次。犯下罪行的人既可以是男性也可以女性，受害人既可能男孩也可能是女孩。这个孩子可能才刚出生 15 天，但也可能已经 15 岁了。

无论是什么性质和类型的性行为，无论儿童和罪犯的年龄和性别如何，也不管这样的性虐待已经有过多少次，关于儿童性虐待的问题，有两点事实你必须牢记在心：首先，任何人种，任何民族，任何经济条件的人群中，都存在着儿童性虐待的问题。换句话说，**任何人**都有可能对儿童实施性虐待。其次，性虐待儿童的罪犯特别有可能是这个儿童认识的某个人——一位家庭成员或是家人的某位朋友，因为他们能够得到足够的信任去接近儿童。

根据儿童年龄的不同，也根据罪犯在性虐待儿童之前所采取策略的不同（威胁或引诱），儿童会用十分不同的方式透露出她正在遭受着性虐待。比如，一个年龄比较小的孩子也许会十分直接地跟你说"Bobby 叔叔把他的小鸡鸡放进我的身体里了，好疼。"或者，她会在玩的时候公然以非常色情的方式让两个娃娃进行互动，而如果你问她这两个娃娃在做什么，她就会跟你说他们正在"做我的临时保姆对我所做的事情。"

　　然而，更有可能的是，这些被性虐过的儿童会体验到羞耻和强烈的恐惧：害怕一旦她被性虐的这件事被公布于众，她将会蒙受巨大的屈辱；害怕有人会为了报复而继续伤害甚至杀掉她；害怕有人会指责她背叛了爱她的人；害怕事情败露会伤害到父母中目前尚未知情的一方；害怕这件事最终会导致自己家庭的破裂。对于那些在幼年无知时遭受性虐的孩子，随着年龄的增长，他们逐渐明白了事情的意义，这些恐惧更为常见。从心理治疗师的视角来解读这些恐惧的话，我们会不难理解，在大多情况下，揭示这些暗藏的性虐对于孩子来说将会是极为痛苦甚至是恐怖的体验。

　　所有这些想要"保守秘密"的动机都会强烈地阻碍你的探索——但是你无论如何也不得不逐渐学会一些询问的技巧。如果一个孩子看起来比她的同龄人了解更多的性知识，那么你需要以简单直接的方式，用她能听懂的话问她这些是从哪里知道的。如果一个孩子告诉你她不喜欢保姆触碰自己的方式，那么你需要让她用两个娃娃演示一下保姆是怎么触碰她的，或者让她指给你那些保姆会碰的身体部位。如果一个青少年告诉你她妈妈的男朋友很怪异，或是说妈妈应该摆脱那个变态，那么你就可以问问到底他说过什么做过什么，才让她觉得如此不适。

　　有很多迹象能够暗示潜在的性虐待行为，提示你应该对此进行慎重地询问。而且，正如本章末尾的列表所显示的那样，你也有很多种方式和方法进行相关的询问。于是，现在摆在我们面前的问题是：如果我们向孩子询问了躯体虐待或性虐待方面的问题，而且她的回应意味着这些虐待行为确实发生了，那么下一步我们应该做些什么？

　　答案是：你应该尽量去收集一些基本信息，把它们记录下来，但不要替孩子说话，也不要把自己的想法强加给她。那个抚摸她，伤害她的人叫什么**名字**？那个人和这个孩子**居住**在一起吗？那个人现在正**呆在家里**吗？那些虐待行为发生**在什么时候**？（如，在夜里，还是在妈妈去上班的时候？）那些虐待行为发生**在哪**？（如，在她表弟的床上，还是在她姐姐家？）那个人**用什么**伤害的这个孩子？（如，拳头，嘴，熨斗，还是皮带？）目前这种虐待行为已经发生过**多少次**了？**最近一次**虐待是在什么时候？

哪天？几点？孩子受伤或被抚摸的具体**在身体的哪个部位**？（可以让孩子指给你这些部位，或是让她告诉你当时她是如何保护自己的。）那些受伤的地方有没有留下**疤痕**？**现在还疼吗**？孩子有没有把这件事告诉过别人？**告诉谁了**？

在你收集到这些信息之后，趁着孩子还和你在一起的时候，你需要把情况告知你的督导或者治疗团队的其他成员，从而你们就能对从孩子那里获得的信息进行共同评估。基于这些信息，在决定下一步要做什么之前，你和你的督导将一同对孩子进行**近期风险评估**（imminent risk assessment）。这一评估将会涉及如下几个要素：

1. 虐待或忽视行为距今有多长时间，它们具体的类型和性质如何。

2. 孩子的年龄，以及对成人保护依赖的程度如何。

3. 嫌犯接近孩子的容易程度。

4. 孩子当前是否需要立刻接受医院的治疗或诊断。

5. 孩子当前的监护人保护孩子的能力和可靠程度如何。

6. 孩子本人或家庭中的其他儿童是否有过先前被虐待或忽视的历史。

基于你和督导对这些因素所做出的联合评估，出于最大程度保护这名儿童的目的，你将决定下一步该如何行动。必要时，这意味着你需要通知相关的儿童保护机构。在完成这些之后，你需要确定的是，自己的所作所为是否已经满足了你所在机构的规定，是否符合法律对此类事件的要求，是否写好了所有必要的表格、档案和文件。终于，在所有这些都结束之后，你可以放松而满意地长嘘一口气，确信**自己**已经为保护这名儿童的安全做完了所有力所能及的事情。

如何呈报疑似虐待或忽视儿童的事件

1. 通读你在访谈过程中所做的文字记录，对需要呈报的内容进行标记或摘录。

2. 有些州会有专为责任呈报人特设的热线号码。请确认你将要拨打的号码是正确的。

3. 向对方报告你的姓名，以及你是否是责任呈报人。

4. 向对方报告你所在机构的名称、地址和联系电话。

5. 在可能的情况下，准备好提供以下事实信息：

① 这名儿童的姓名、年龄和出生日期

② 父母的姓名

③ 这名儿童家中其他儿童的姓名和年龄

④ 家中其他成员的姓名

⑤ 这位受害儿童所处家庭的地址和电话

⑥ 父母工作单位的联系电话

⑦ 嫌犯的姓名

⑧ 嫌犯与该名儿童的关系

⑨ 虐待或忽视行为发生的具体时间和日期

⑩ 虐待或忽视行为发生的具体地点

⑪ 按这名儿童的描述介绍一下行为经过：如，这名儿童报告说她的父亲大约打过她 10 次，每次都是用电线抽她的后背、腿部和面部。

⑫ 描述一下相关的证据：如，这名儿童在膝盖背部有七处很细的伤痕，而在右脸脸颊有两处疤痕。

⑬ 如果孩子提到过，你就也需要描述一下虐待或忽视行为发生之前的促发事件：如，这名儿童考试成绩很糟糕。

6. 询问负责接待你呈报的那个人的姓名。

7. 询问本次呈报的档案编号。

忽视行为的外在迹象

被忽视的儿童具有可被观察到的外在迹象。她也许会看起来：

- 肮脏或穿着不合时宜的衣服；

- 没精打采或疲倦劳累；

- 需要牙科护理，需要配眼镜，或需要接受医院的治疗；

- 好似在身心发育方面有些迟滞，包括语言能力。

忽视行为的行为征兆

这个孩子也许会报告说她：

- 很饿；

- 从别的孩子那儿偷东西给自己吃；

- 从没上过学或是经常旷课；

- 在家里没人照顾；

- 总是困得睡不醒。

忽视孩子的养育者最常具有的特征

- 家里乱七八糟或一片狼藉。

- 养育者有物质滥用的问题。

- 养育者离群独居，缺少朋友或家人的支持。

· 养育者表现出对孩子的卫生、安全或情感需求缺乏兴趣和投入。

· 养育者表现出对孩子的健康和医疗需求缺乏兴趣和投入。

· 养育者展现出对孩子挑剔或贬低的态度。

· 养育者倾向于吓唬或羞辱孩子。

· 养育者倾向于让孩子与世隔绝，或是得不到情感上的滋养。

躯体虐待的迹象

　　躯体虐待的迹象不一定总是能够被观察到。它们也许会隐藏在孩子身体上的那些不容易被看到的位置。你尤其要注意那些与孩子所描述的来由不相符的伤痕。

· 烫伤，尤其是在左右脚踝或手臂对称出现的烫伤，通常意味着孩子有可能被浸到过热水里；烟头造成的烫伤；某些特定形状的烫伤，诸如熨斗或卷发器形状的烫伤。

· 瘀伤或条状伤痕，尤其是在面部或身体上两边对称出现的伤痕，因为偶然的事故极少会留下对称的伤痕；那些暗示着孩子曾经被人攥住双手的伤痕；那些有特定形状的伤害，诸如皮带扣、发刷、电线等。（瘀伤不一定看起来总是"青一块，黑一块"的。在肤色较深时，它们看起来更像是污渍或斑疹，有时也会显得闪闪发亮，或是像一块紫色的蜕皮。而在肤色较白的时候，他们会在痊愈的过程中显出紫色或黄色。）

· 咬伤。

· 骨折。

· 头部或眼睛受伤。

躯体虐待的行为征兆

· 孩子表现出社交退缩。

· 孩子经常和别的孩子打架。

· 孩子过分被动或顺从。

· 孩子在别的孩子受伤时表现出担心或焦虑。

· 孩子在父母在场时表现出害怕或谨慎小心。

· 孩子在其他成人面前表现出害怕或谨慎小心。

· 孩子害怕回家。

· 孩子用衣服或画妆品来遮盖身上的伤痕。

· 孩子反复遭遇事故。

· 孩子有自残或自毁的行为。

· 孩子常常会离家出走。

· 孩子尝试过自杀。

· 老师报告过孩子经常哭泣，或是在排除智力和精神问题的情况下，孩子仍然有学习方面的困难。

虐待孩子的养育者最常具有的特征

· 养育者认为孩子对养育者自身不理想的生活状态负有责任。

· 养育者对孩子在能力方面有着不合理的期待。

· 养育者给孩子定下的规矩和纪律不符合孩子的年龄，或是与孩子表现出的行为相悖。

· 养育者有物质滥用的问题。

· 养育者在儿童时期遭受过虐待。

· 养育者在社交方面被孤立，无法从朋友、家人和社区那里得到帮助。

· 养育者认为自己没有能力去"控制局面"。

· 养育者当下正处于由丧偶或失业所带来的危机之中，或是即将面临牢狱之灾，等等。

· 养育者患有精神疾病。

性虐待的外在迹象

· 尿床。

· 有迹象或报告表明，孩子有生殖器或直肠的疼痛、瘀伤、流血，或反复感染，或是反复的泌尿系统感染。

· 有迹象或报告表明，孩子有口腔或嘴部的疼痛、瘀伤、流血或反复感染。

· 口腔、生殖器或直肠感染了性传播疾病。

· 未达到性活跃期的孩子患有性传播疾病。

· 还未或刚刚进入青春期的孩子怀孕。

· 反复出现的呕吐或胃痛。

性虐待的行为征兆

· 孩子过度警觉。

· 孩子有睡眠障碍。

· 孩子报告了对某个人或特定地点的恐惧。

· 孩子的脑海中萦绕着与自己或其他孩子的生殖器有关的内容。

· 孩子试图与其他孩子发生性行为。

· 在性的方面，孩子异乎寻常的成熟、有知识或有吸引力。

· 孩子展现出了突发的社交退缩。

· 孩子害怕或不愿意在正常合理的场合（如，浴室或体检时）暴露自己的身体。

· 孩子展现出婴儿般的行为方式，或是过度退缩到自己的幻想中。

· 孩子报告说自己没有朋友。

· 孩子对一位养育者展现出过度性欲化的行为，或是勾引和诱惑的行为。

· 孩子变得越来越喜欢参与反社会行为，如，逃学、青少年犯罪、离家出走、物质滥用、卖淫或乱交等。

· 孩子有自残行为，或是尝试过自杀。

性虐待孩子的养育者最常具有的特征

· 所有那些在躯体虐待和忽视问题中涉及的养育者的特征在这里同样适用。另外，以下特征也很常见。

· 一位养育者比较被动和依赖，而另一位则十分独裁。

· 一位养育者过度保护孩子。

· 一位养育者嫉妒孩子对别人的依恋。

· 一位养育者似乎在以不正常的方式诱惑孩子，或是以不恰当的方式触碰和抚摸孩子。

· 养育者双方或当中的一位有过被躯体虐待或被性虐待的经历。

· 养育者双方之间存在婚姻或性方面的冲突。

· 一位养育者鼓励孩子观察或与他人发生性行为、观看或参与色情作品的创作或是卖淫嫖娼。

· 一位养育者患有躯体或精神上的疾病。

第十二章　什么是心理测验，你又会在何时用到它

12◇WHAT PSYCHOLOGICAL TESTING IS AND WHEN YOU MIGHT ASK FOR IT

我们在本书中频繁提到过治疗团队，同时也不断地建议你在很多情况下向团队成员寻求帮助和支持，让他们帮你做出决定，明确你的想法，从而使你能够在访谈和评估的过程中更加沉着和从容。治疗团队的成员中不一定包括接受过专门训练并且负责心理测验（psychological testing）的心理学家（psychologist）[①]，这取决于你所在机构属于哪种类型。然而，不论如何，你一定会遇到这样的情况，要么是你和你的督导在讨论中决定使用心理测验作为访谈和评估的辅助工具，要么是你在来访者的资料中发现了一些心理测验的结果，而这些测验是来访者以往在学校或医院等类似机构中完成的。

如果你以前从来都没有读过心理测验的报告，在你第一次见到它们的时候，你有可能会完全找不着北。本章会呈现一些有关心理测验的内容和目的的基本信息，描述一些你和你的督导可能会考虑用心理测验进行辅助评估的情景，并且讨论一下应该如何向来访者介绍心理测验及其目的和过程。

那么，让我们从一些有关心理测验的基本事实开始。

第一，尽管人们会由于不同的原因接受心理测验，在心理治疗中，它确实能够帮助我们对来访者的情况进行评估，而适宜接受心理测验的来访者遍及从学龄前到老年的所有年龄阶段。

第二，心理测验有用，一部分原因是因为它们是**标准化的**。也就是说，尽管有些测验被设计用来评估儿童，而另一些测验被设计用来评估成人，但是，仅就那些儿童心理测验而言，**对于每个儿童来说**，每次测验都将会有等同的模式，相同的问题和同

[①] 在美国，从事临床心理治疗工作的三大主力分别是精神科医生 psychiatrist、心理学家 psychologist、和临床社工 LCSW，而其中的心理学家是指具有临床心理学博士学位并在积累了足够的小时数后获得执照的人，他们在机构中的地位通常低于精神科医生而高于临床社工。在大部分州，心理测验主要由心理学家来负责，而心理学家也被视作最为典型的心理治疗师，这就是为什么在 2000 年的春晚小品《钟点工》当中，宋丹丹向赵本山声称自己的职业在美国叫做"赛烤乐鸡斯特"的原因。——译者注

样的顺序。同理，就同种测验类型来说，每个成人所接受的测验也将会在内容和过程上完全一致。这就意味着，根据已有的样本数据和相关知识，在解释心理测验结果的时候，每一位有经验的心理学家都会清楚当前这位来访者的表现在人群中处于怎样的位置，与大多数人在这一心理测验中的表现相比有着怎样的差异。

第三，正因为测验是标准化的，测验者能更多地了解到来访者的性格特点、人格特征、思维方式和智力水平，而更少受到来访者想要表现自己的愿望和能力的影响。然而，很重要的一点是，尤其对于智力水平来说，目前已经有证据表明，测验的结果有时会受到特定因素的干扰，如，抑郁、焦虑、注意力分散，甚至是一些测验本身含有的文化偏见。

如果你打算使用心理测验，或是从其他机构得到一些测验报告，那么这些测验和报告通常会是个什么样子呢？首先，除非你拿到的是某位心理学家的结论总结，否则，在心理测验报告的开头部分通常都会有关于这位受测来访者**姓名、年龄和测验日期**的介绍。这也许会显得有些形式主义，但实际上这里的测验日期却是非常重要的信息，因为有些测验如果在两年内连续实施过多次，它的结果就会由于来访者凭借**记忆**作答而同样变得不再可靠。因此，如果你正在犹豫是否应该给一位曾经接受过同类测验的来访者施测，那么以上的情况是你必须要考虑到的。

其次，一份报告通常会涉及**一系列**来访者所**接受过的**心理测验。这其中几乎一定会包括当前版本的智力测验和认知测验，诸如斯坦福 - 比奈测验（Stanford-Binet test），或是某种韦克斯勒（Wechsler）测验，这类测验甚至通常会被列在所有测验之首。这里所说的韦克斯勒测验具体包括：韦氏幼儿智力量表（WPPSI）（Wechsler Preschool and Primary Scale of Intelligence），目标群体为 6 岁以下的儿童；韦氏儿童智力量表（WISC）（Wechsler Intelligence Scale for Children），用于测量 16 岁以下的青少年；以及韦氏成人智力量表（WAIS）（Wechsler Adult Intelligence Scale），适合对成人进行施测。

所有这三种韦氏测验都包含一系列的分量表，从而能够评估来访者在言语和非言语领域的智力水平和认知功能。这些分量表旨在测量人们在智力的不同方面的表现。

对于这类测验，后文中我们会简要地介绍一下其结果的形式和含义。

在报告通常会涉及的一系列心理测验中，还会有很多内容与来访者的心理和情感的功能有关。对于这类内容，通常有两种典型的测验方式：要么是给来访者提供一套标准化的问答题，让其基于自己的**观察**来报告自身的行为模式；要么就是借助**投射测验**的方式。鉴于使用问答题进行自我报告的方式非常直接和简便，这里我们就将讨论聚焦在投射测验的运用上。

罗夏测验（Rorschach Test）和主题统觉测验（TAT）（Thematic Apperception Test）是最为流行和常用的两种投射测验。其中，罗夏测验由一系列左右对称的（symmetrical）的黑白或彩色的墨迹（ink blots）组成。而 TAT 则是一系列含义模糊的图片，每幅图都涉及一些人物和场景，以及与此相应的情绪和情感。这两种测验之所以属于投射测验，是因为它们向来访者呈现的都是一些含义模糊的影像或情境，于是来访者就有机会将自己的个人倾向"投射"到这些素材中，从而以不同方式对其进行描述和解释。

这类测验的意义在于了解来访者的内心世界，而测验者则需要让来访者描述自己在墨迹中看到的内容，或是根据 TAT 中的图画讲一段故事。由于墨迹是模糊的，而图画又含义不明，来访者在回应时就必须依赖**自己那些独特的**对世界的体验，对现实的理解、与他人的关系、对未来的期待、曾经的梦想和失望。

然而，你特别需要注意的是，由于来访者对于罗夏测验和 TAT 反应的差异很大，也就是说，相比于那些智力测验和行为量表，投射测验让来访者有了更大的自主发挥的空间，对于受测人反应的解释也就因此变得不那么标准化。所以，在对投射测验结果的解释上，测验者自身的经验和技巧显得尤为重要，这将直接决定着结果的信度和效度。

最后，报告常常还会涉及其他一些测验，这有可能是因为测验者在最初接到转介时被告知来访者在某些方面表现得令人担忧，也有可能是因为这位心理学家习惯用某些测验作为评估过程的辅助，还有可能是因为先前智力测验的结果显示来访者需要接受进一步的测验。这里能够涉及的测验种类繁多，但是，在大多数情况下，它不外乎是为了评估如下的几个领域：发展水平、非言语问题解决能力、学业成就和神经系统。

在已测测验的列表之后，报告中的下一部分内容通常会是**一段对于来访者为何需要接受测验的描述**。比如，报告里也许会写着："在父母的要求下，Billy Doe 经由他的老师的转介前来接受测验，他当前无法胜任英语和科学这两个科目的学习，而且他的老师们报告说他上课注意力不集中，还经常在班里搞破坏。"或是，"Travers 小姐在她神经科医生的介绍下前来接受测验，因为 John Smithers 医生表示，Travers 小姐在化工厂工作时经历了一场火灾，期间吸入了大量烟雾，最近她经常报告有昏厥的现象，还分不清左右方向，甚至出现了记忆力下降的情况。"

在此之后，你通常会在报告中看到一段来访者生命中重大心理事件的简史，以及一段对于来访者成长史和家庭背景的简述。你应该将这部分内容与自己在访谈过程中发现的情况进行对比，而不是全盘接受信以为真。因为，你在治疗中也会从来访者及其家人那里获得这类信息，可是那位当初负责心理测验的心理学家也许有着与你不同的消息来源。所以，最保险的办法就是，在对比的过程中确认那些一致的信息，而关注那些存在差异的内容。

下一步，测验者经常会写一段**他对于来访者在接受测验过程中表现的观察**。这样做的目的在于，让测验者呈现他对于来访者许多方面的印象，如，互动交往风格、问题解决模式、卷入程度、挫折耐受力、自我胜任感。这段描述对于儿童来访者尤其重要，因为它能帮你想象出他在其他需要专注的任务中会有的表现。

接下来，报告的重点将会是**测验结果**（test results），通常最先是言语智商（I.Q.）（Verbal Intelligence Quotient）分量表的成绩，然后是操作智商（Performance I.Q.）分量表的成绩，最后是全量表智商（full-scale I.Q.）。这些都是把来访者在智力水平上的表现放在同龄人样本中比较所得到的相对结果。比如，你可能会看到"Travers 小姐言语 I.Q. 得分 104，操作 I.Q. 得分 105，全量表智商为 103"。

无论测验者使用哪种类型的 I.Q. 测验（如，WISC，斯坦福 - 比奈测验），智力水平通常都会被放在一个**分数段**以进行解释。在 WAIS、WISC 和 WPPSI 中，全量表智商得分低于或等于 69 被归为智力缺陷；70-79 属于边界；80-89 叫做低于平常；90-109 为平常；110-110 叫做高于平常；120-129 属于超常；高于或等于 130 被归为极超常。其他的智力测验也许会使用其他的分数段分布，因此，你千万不要想当然地以为所有智力测验都和韦氏量表一样，把 100 作为分数的中点，把 90-109 视为智力平常。

在全量表智商之后，测验者经常会评论一下来访者**在言语智商和操作智商得分上的数字差异**。如果有这种评论的话，请特别要注意两者数值之差是否**大于 15**（如，言语 I.Q.117，操作 I.Q.98）。因为如果差异大于 15 而全量表智商属于平常或更好的话（即，大于等于 90），那么测验者正在提醒我们来访者可能有潜在的**学习障碍**，因此需要接受进一步的评估。

记住

你始终都要问测验者，看她本人是否相信这份报告反映了来访者的真实情况。

测验结果的下一部分将被用于**描述由测验所得出的重要结论**。在这部分内容之中，测验者有可能会详细阐述疑似的学习障碍的类型和本质，也有可能会聚焦在来访者学习风格或认知功能的其他方面，还有可能会描述来访者的精神生活以及他对自己和世界的认识当中最为突出的那些方面。在来访者接受了一整套心理测验之后，很有可能他的社会和心理功能的各个方面都已经被涉及了。除此之外，这部分报告也会告诉你，负责测验的心理学家是否相信测验结果能够准确地反映这位来访者的真实情况。如果这一信息并未出现在报告上，你应该尽可能亲自问一下测验者这个问题。

在测验结果的最后一部分，心理学家通常会根据这些标准化测验的结果对来访者的社会和心理功能做出评估，并由此给出**一些建议**。这些建议所涉及的范围非常广泛，小到为来访者聘请家教以解决其特定的学习困难，大到把来访者从当前接受治疗的机构转送到日托精神病院以使其得到更好的服务和观察。心理学家也许会建议来访者选择某些特定的职业发展方向，或是转到一所更加适合其智力水平的学校继续今后的学习。有时，建议会提到来访者应该在心理和药物治疗结束之后再接受一次测验，从而了解其抑郁程度是否有所降低。当然，你还有可能会遇到各式各样其他类型的建议。然而，无论这位心理学家表达了什么，它们都有着相同的目的：为阅读报告的临床工作者提供额外的视角，以便更好地了解这位来访者的功能和潜力。

你可能会怀疑这些心理测验究竟能有多大用处，因为长久以来针对 I.Q. 及其他一些测验的效度一直都存在着争议。你也有可能会怀疑这些测验结果会不会对来访者及其周围的人产生某些不良影响，这种基于智力水平做出的分类会不会让他们质疑来访者胜任某些工作的能力。而且，对于那些儿童来说，他们 I.Q. 测验的结果将会随着时间发生巨大的变化。那么，我们为什么还要收集和参考这些信息呢？

让我用一个典型案例来说明你和治疗团队应该如何借助这些心理测验的结果以做出更好的决定，并在此基础上进行更加有效的干预——甚至考虑重新选择干预对象。一位母亲带着她九岁大的儿子前来接受心理治疗，原因是学校说她的孩子"需要帮助"。母亲介绍说，孩子现在就读于常规学校的常规班级，但他总是搞破坏，好几门课考试不及格，而老师则反映说孩子不仅"不努力"甚至还成了"班里的小丑"。交流过程中治疗师发现，这位母亲的母语不是英语，所以她虽然可以用英语跟别人沟通，但还是会在理解上存在一些困难。她报告说她对校方的态度感到沮丧和迷惑，还说她对儿子也感到非常失望。随后，她向你提供了孩子近期在学校接受心理测验的结果。

于是，你阅读了心理测验的报告，结果显示该名儿童在 WISC 中全量表智商得分82，这意味着他处于了低于平常范围的底端。这一结果无疑会引发你和你的督导对该名儿童在校行为的思考，让你们重新看待这位母亲对于孩子的认识，重新审视来自校方的所谓孩子"需要帮助"的建议。相比之下，如果结果显示该名儿童的智商处于平常水平，但言语 I.Q. 和操作 I.Q. 得分差异显著，也就是说他很有可能面临着一定程度的学习障碍，那么你和督导就会对整件事情有一个不同的看法，从而就需要向孩子和母亲提出不同的问题，聚焦在不同的领域。可是，如果报告中写着孩子的智商得分是136，你和督导的讨论显然就会是另一个样子了。

所以，心理测验的意义之一在于，帮助你、你的督导和治疗团队做出更准确的判断，制订更合适的治疗计划，进行更有效的干预，而这一切又都基于测验所提供的真实和客观的评估。于是，你其实可以在访谈的早期阶段就申请查看来访者的心理测验报告，因为你有理由相信，我们对来访者功能和能力的期待和感知难免会跟实际情况有所差异。

其实，在很多情况下你都可以考虑使用心理测验，或是参考测验的结果。比如，通过测验，你可以记录和对比来访者在功能上的进步或倒退；也可以进一步确认或鉴别某种可疑的思维障碍、神经损伤、记忆障碍或学习障碍等。也许你需要借助心理测验了解一下来访者的认知能力是否正在受到其内心情绪的侵害。有时，心理测验的结果对于来访者未来的职业规划和学业计划具有很大的意义。甚至，在一些情况下，测验结果能够影响到某些司法判决的过程，比如，在决定子女抚养权归属的监护权听证会上，或是在判定有毒物质对当事人神经系统造成伤害的时候。

然而，尽管心理测验能够带来所有这些好处，你依旧需要在治疗初期慎重考虑申请使用心理测验。首先，对成人实施心理测验可能要花费好几个小时，而对儿童施测则有可能需要两到三天的时间。其次，实施测验涉及把另一个人引入到你与来访者的关系中，而在治疗初期，你们的关系尚未建立，被引入的测验者却充当着非常重要的角色，这对于你和来访者的治疗联盟就构成了一定的危害。再次，如果测验不能在你所工作的机构中完成，你还需要向来访者介绍另一家机构。还有，来访者可能会对你提出测验的动机表示怀疑，他也许会因此而更加担心自己问题的严重性。最后，就算前面的过程都很顺利，我们也没法保证测验结果一定能够帮助到你，一定能让你对这位来访者**此时**所面临的问题有一个更清晰的认识。

那么，在探索完心理测验在评估的早期阶段使用时具有的这些局限和危害之后，我们必须承认，在某些情况下，为了能够排除学习障碍的可能性，为了鉴别来访者是否存在某些功能方面的优势或缺陷，我们必须借助心理测验的帮助以让治疗具有更好的效果。不仅如此，如果你在学校、诊断评估中心或其他以测验作为常规的收集信息手段的机构工作，那么你的职责之一就是要帮助和引导来访者接受心理测验。

于是，我们的问题就变成了：如何让来访者——尤其是孩子——做好参加心理测验的准备，才能让他在测验中的表现不会因焦虑而受到影响？你始终都应该先向来访者——如果来访者是儿童就需要向家长——解释你认为有必要进行心理测验的理由。比如，你可以说"我们知道你在学校遇到了一些困难，但我们不能确定这些困难背后的原因。测验的结果会帮助我们理解你当前问题的性质，从而让我们能够更好地为你提供帮助"，或是"我们需要更多的信息才能评估你记忆力减退问题的类型"，或是其他一些直截了当的对于测验意义的解释。

下一步，再次向来访者——或儿童来访者的家长——保证，即使我们管它叫"测验"，但它和学校里的任何考试都不一样。也就是说，虽然问答题确实是心理测验的一部分，但拼图、绘画、讲故事等其他形式的任务也都会出现在测验当中。

第三步，你需要让来访者知道，每个人都会在这些测验中犯错，所以就算他有的题不会做也不用感到惊讶。关键是要让他明白，心理测验的题目有时就会有意地遵循一种难度递增的趋势——尤其在那些旨在储备信息的部分。所以，任何一位来访者都会在答题过程中的某个时刻达到自己能力的极限，一时间作错的题目比作对的还多。因此，你需要提前安抚来访者，告诉他没人要求他必须作对所有题目，而且就算有很多题目不会做也压根儿没有"考试不及格"这么个说法。

最后，如果正在接受心理测验的是一位儿童，那么你需要向他介绍一下那位即将出场的测验者，描述一下他所要完成测验的环境；如果可能的话，你应该带他去那个地方看一看。而且，你还可以告诉他那位测验者已经帮助了很多你曾接待过的孩子完成测验。你应该尽可能回答孩子和家长关于测验的每一个问题，告诉他们测验会持续多久，测验的过程是怎样的，测验什么时候开始，最后又会由谁来向他们解释测验的结果。在此之后，跟他们约定测验完成后的下一次治疗的时间。你需要利用这一小节了解一下他们对于测验过程的感受，确认他们已经得到了有关测验结果的解释。如果他们还没有得到过这种解释，你就应该和他们约定时间，亲自去对测验结果的意义进行解释。如果已经有人解释过了，你就应该确认一下他们是不是真的都听懂了。

在做完这一切之后，你就有理由相信，自己已经在最大程度上有效地利用了心理测验。不论对来访者、你自己，还是治疗团队来说，在这方面你都可以问心无愧了。

第十三章　如何撰写评估报告

13◇HOW TO WRITE AN ASSESSMENT

现在，你已经初步完成了访谈，也已经从其他机构收集到了对于评估来说必要的资料和文件。余下的任务就是，将你的发现以一种实用有效而条理分明的方式记录下来。本章的目的在于，让你熟悉评估报告的常见形式，向你提供一些与此相关的指导方针，从而帮助你更好地组织和呈现收集到的信息，还有就是让你知道哪些问题是你应该在评估报告中予以解答的。另外，你将会在本章的末尾找到一份典型的生物心理社会评估报告的范例。

然而，在开始动笔之前，你必须停下来思考一下，都有谁会在近期或未来成为这份评估报告的读者。不仅如此，你还应该问一问自己，这份评估报告，连同与之配套的精神状态检查报告，最终将会被用于何种目的，又会被赋予何种意义。如果你现在还是一名学生或是正在实习，那么在你离开这个机构的时候，或是在你离开这个机构**以后**，这位来访者也许会被转介给机构中的其他员工。这就意味着，你所在机构的另一位心理治疗师将会依赖这份评估报告所提供的信息继续跟这位来访者进行治疗。在这类情况下，你的评估报告就会显得尤为重要，因为它需要能够等价于你和下一位治疗师之间的当面讨论。

所以，评估报告的作用之一就是，向下一位治疗师提供一条获取信息的渠道。除了这个显而易见的价值之外，从长远的角度讲，评估报告还会在很多情境下被用到。比如，在治疗会议中需要对这个案例进行讨论的时候，在来访者将来想要再次接受治疗并且同意把资料让那位治疗师参考的时候，或是在来访者需要接受一些你所在的机构不能提供的服务的时候。

现实中还有很多与此类似的情况，其中，来访者会出于某种目的同意将报告的全部或部分内容转交给其他人。然而，在另一些时候，你的评估报告将会在未经来访者同意的情况下就被调用，甚至无须经过你的同意。举例来说，如果来访者面临着虐待儿童的指控，那么你的评估报告将会成为法庭传票的依据，并且最终影响到法庭对于这名儿童是否需要寄养或变更监护人的判决。在这类情况下，这份评估报告的内容和准确性，以及你在撰写报告时的认真程度，都会对这位来访者及其身边的人造成深远的影响。显然，对你来说十分重要的是，要在下笔和措辞之前深思熟虑，还有就是要对报告即将涉及的内容精挑细选。

然而，即使在写完评估报告并将之并入来访者的案例记录**之后**，你也必须再次对报告的内容进行思考和检查。比如，如果你正在接待的来访者的 HIV 检查结果呈阳性，那么你就需要在报告中注意保护他的隐私，从而让他免受歧视的困扰，免遭违规医疗广告的狂轰滥炸。

问你自己

还有谁会在近期或未来阅读这份评估报告？

在考虑过这些方面之后，你就可以正式开始撰写评估报告了。首先应该在报告上写明的，是来访者的身份资料：姓名、出生日期、报告撰写日期。你所在的机构有可能会要求你把**自己的**姓名和头衔写在报告的开头部分，或是要求你把它们填在报告末尾的签名旁边。

无论是哪种情况，接下来，你需要用一两句话介绍一下这位来访者，再次强调一下她的姓名，简单描述一下她的一两点突出特征，年龄、种族、宗教，甚至是她的学校、年级、婚姻状态。在此之后，你需要呈现的是"表征问题"或者叫"当前症状"。不论你管它叫什么，这部分内容应该是以叙述的形式回答以下两个关键问题：

- 是谁推荐这位来访者来接受治疗的？或者，是谁把她转介过来的？
- 是什么让这位来访者在这个时候前来寻求帮助？

接下来，你需要描述一下这位来访者当前居住地的家庭状况。这部分内容应该包括如下问题的答案：

- 来访者目前住在哪？
- 和谁住在一起？
- 谁照顾谁？
- 这个家目前如何获得经济来源？

● 家庭的经济或生活状况是否刚刚遭遇过变故？

再接下来，你需要提供的是这位来访者的成长史信息，而这部分内容应该按照年代顺序以叙述的方式呈现。如果来访者是儿童，首当其冲的应该是其家长的信息。如果来访者是成人，那么最先需要叙述的则是她对于原生家庭的重要回忆。下面的一系列问题中的前半部分其实更加适用于成人来访者。根据你所接待来访者的年龄不同，你可以对这些问题进行适当地筛选。不过，对于那些与你的来访者高度相关的问题，你应该尽量全部予以作答：

● 她的原生家庭是由谁来组成的？

● 她在亲兄弟姐妹当中的排行多少？

● 她如何描绘她和母亲的关系？

● 她如何描绘她和父亲的关系？

● 她如何描绘她和每一位亲兄弟姐妹的关系？

● 她如何描绘她父母之间的关系？

● 她的原生家庭中都有谁已经去世了？

● 她和原生家庭中在世的这些成员之间有着怎样的联系？

● 她在童年时期曾经经历过哪些重要的情感事件？

● 这些事件发生时她分别是多大年龄？

● 这些事件对她造成了怎样的影响？

● 她小时候的身体健康情况如何？

● 在她小时候其他家庭成员的身体健康情况如何？

● 在她小时候她的家庭和社区之间联系和相处的情况如何？

● 在她小时候她的家庭参与民族和文化活动的情况如何？

● 在她小时候她的家庭参与宗教活动的情况如何？

● 她小时候是否对于社会、文化、民族或宗教团体有着一种强烈的认同？

● 她小时候有朋友吗？

● 她曾就读于哪些学校？

●她在学校里的学业表现如何？

●她在学校里的行为表现如何？

●她的最终学位是什么？或者说她在学校里呆过的最高年级是什么？

●她为什么离开了学校？

●她是否服过兵役？

●她都从事过哪些工作？

●她的每份工作都分别持续了多长时间？

●她现在有工作吗？

●她的第一次性关系发生在几岁的时候？

●她结过婚吗？

●她目前处于已婚状态吗？

●如果不是，那她的上一段婚姻是怎么结束的？

●如果是，那她与配偶目前的关系如何？

●她曾经怀孕过吗？

●她有孩子吗？

●她与孩子们的关系如何？

●现在她有朋友吗？

●现在她和朋友们经常见面还是偶尔才见？

●目前她是否属于某个社会、职业、文化、教育，或宗教组织？

●现在她经常参加这些组织的活动吗？

●她曾经有过很严重的健康问题吗？

●如果有过，是什么类型的健康问题？

●她当前的健康状态是否良好？

●如果不好，那她现在都有哪些健康问题？

●她以前接受过心理治疗吗？

●如果接受过，那当时的治疗是因为什么原因而结束的？

● 她是否曾经由于精神疾患而接受过住院治疗？

● 她是否曾经由于精神疾患而接受过药物治疗？

● 她是否曾经有过物质滥用的问题？

显然，以上的问题当中有一些并不适用于儿童或青少年。在你面对儿童或青少年来访者的时候，以下还有一些问题同样应该涉及：

● 这个孩子在出生时所处的医疗条件、身体状态和社会环境如何？当时她母亲的情感状态如何？

● 你怎么看待这个孩子和她母亲之间的关系？

● 你怎么看待这个孩子和她父亲之间的关系？

● 你怎么看待这个孩子和她的亲兄弟姐妹之间的关系？

● 在过去的成长过程当中，这个孩子经历过哪些重要的心理事件？

● 这些事件发生时她多大？

● 这个孩子是否在正常的时间范围内完成了所有的发展里程碑？

● 如果没有，那么这个孩子在哪项能力的发展上出现了早熟或迟缓？

● 这个孩子是否有过任何严重的健康问题？

● 如果有，那么她遇到过哪些健康问题？

● 这个孩子现在的身体健康状况是否良好？

● 如果不好，那么她当前面临着哪些健康问题？

● 现在，这个孩子有朋友吗？

● 你怎么看待她和朋友们的关系？

● 目前她是否会参加一些社会、职业、文化、教育，或宗教性质的活动？

● 这个孩子现在就读于什么学校？

● 她上几年级？

● 她所处的年级与她的年龄相符吗？

● 如果不符合，原因是什么？

● 目前这个孩子在学校的表现如何？

● 她在学校的表现是否在近期出现过变化?

● 在孩子老师的报告中，她在学校的行为表现和学习情况如何?

● 如果这个孩子接受过心理测验，那么测验结果是否提到了一些重要的发现?

完成了有关成长史的这部分内容之后，下面你需要重点描述一下你与这位来访者进行心理治疗的一些基本信息。你应该在本小节中回答如下问题:

● 来访者目前已经跟你进行过多少次心理治疗了?

● 当前采用的是哪种治疗模式?

● 来访者接受治疗的频率是多少?

● 来访者在接受治疗时的表现如何?

● 来访者在接受治疗时对你的态度如何?

● 来访者的行为模式或情绪感受是否在治疗开始之后出现过变化?

● 如果有，是怎样的变化?

● 在你看来，心理治疗需要处理的临床问题是什么?

● 来访者愿意参加治疗吗?

● 来访者参加治疗的目标是什么?

● 目前你对来访者预后的预期是怎样的?

生物心理社会评估报告中的最后一项是诊断。在理想的情况下，这一诊断是在你和督导的反复讨论之后，经由整个治疗团队的会议协商而做出的。而且早在诊断做出之前，治疗所采用的模型、形式、频率和目标都已经得到了确认。在心理治疗中，做出诊断是一个相当复杂的过程，而诊断的标准和分类本身也充满着争议和分歧。不过，由于篇幅所限，此处我们不能对此进行详述。然而，在你现阶段的学习过程当中，最重要的是:第一，熟悉如何阅读诊断手册;第二，了解哪种诊断属于哪一轴[①];第三，知道在你的工作设置中最常遇到的诊断都是哪些，而它们又都有着哪些判断

[①] 当下盛行的精神疾病诊断手册，如 ICD-10、DSM 和 CCMD，通常采用的是多轴诊断系统，也就是从不同的角度和方面去评估病人的问题。——译者注

标准。

现在，你唯一需要做的就是停下来思考一下：自己什么时候有时间真正坐下来撰写这份评估报告。

评估报告：范例

姓　　名：Mariana M.

出生日期：2/26/85

评估日期：10/9/93

表征问题

Mariana M. 是一位身材娇小而且害羞的小女孩，今年 8 岁半，信仰天主教。她的母亲是巴拿马人，而父亲是意大利裔。Mariana 由她的奶奶 Sofia P. 带到 West City 心理健康医疗中心。P. 女士在儿童保护机构的转介之下前来求助。在此之前，Mariana 被从她的母亲家中带走，暂时由 Sofia 进行监护，原因是六周前 Mariana 的背部被蒸汽熨斗烫伤。Mariana 反复声称是她自己"跌倒在熨斗上了"，但是医疗检查的结果和调查人员的发现都表明，烫伤不可能是由偶然的事故造成的。听证会被安排在下个月进行，届时法庭将对 Sofia 是否会拥有永久监护权做出判决。Sofia 报告说，自从搬来和她一起住之后，Mariana 一直都拒绝完成学校的作业，总是和其他孩子打架，经常从家里偷食物，还时常对 Sofia 撒谎。她还报告说 Mariana 目前有一些睡眠障碍，而且还"动不动就哭"。

家庭描述

Mariana 目前和她 53 岁的奶奶 Sofia P. 居住在一起，同居的还有她 58 岁的爷爷 Arturo P.。Mariana 的奶奶和爷爷都是意大利移民。目前，Sofia 在一家法律公司做秘书，而 Arturo 在一家空调公司做锡匠。他们共同居住在 Fallston 市 Ridgewood 区的一处两居室的公寓中，已经 12 年了。

成长历史

Mariana 的出生源自一次意外的性行为。她的父亲 Paolo 是 Arturo 和 Sofia 的独生子，而母亲 Carmelita A. 则是一位巴拿马人。当时，20 岁的 Paolo 随同美国陆军部队驻守在巴拿马城，期间他遇到了 21 岁的 Carmelita，而此时 Carmelita 已经与别人生有一个女儿，2 岁大的 Alicia。在 Paolo 退伍之后，怀有 Mariana 的 Carmelita 追随 Paolo 来到 Fallston 市。在那之后，两人之间的关系充满着冲突和矛盾，而且他们并没有同居。

Arturo 和 Sofia 始终还都不知道还有 Carmelita 这个人，更不知道她一直就住在 Fallston 市。直到三个月之后，Paolo 在一场车祸中去世，司机酒后驾车，然后肇事逃逸。在他的葬礼上，Carmelita 告诉 Arturo 和 Sofia 她已经怀孕 5 个多月了，孩子是 Paolo 的，而她本人并不想要这个孩子。Arturo 和 Sofia 随即与 Carmelita 达成协议，同意支付她在生产之前所有的护理费用，并且愿意在她分娩之后收养这个孩子。然而，在 Mariana 出生之后，Carmelita 很快改变了主意，而且还用 Arturo 和 Sofia 给她的经济援助把 Alicia 从巴拿马带到了美国，从此和两个孩子生活在了一处比较大的公寓里。

我们无法知晓 Carmelita 在怀孕的头 5 个月中得到了怎样的产前护理，但是，来自中央医院孕检科的记录显示，在怀孕 5 个月时，Carmelita 在接受医疗检查时被发现患有贫血和哮喘。并且，尽管她本人对物质滥用的问题矢口否认，院方始终怀疑她有可卡因滥用的问题。Carmelita 并未在孕期 6 个月和 7 个月时参加之前预约的产检，而且她的体重在最初的那次产检之后再也没有增加过。

Mariana 早产 5 周半，出生时体重约 2 公斤，分娩过程持续 3 个小时。Sofia 声称是她陪 Carmelita 去医院的，生产过程中没有使用麻药，但是临产盆腔 B 超的结果显示出了胎儿窘迫（fetal distress）的征兆。[①]Mariana 出生时脐带绕颈，在暖箱里呆了 5 天后由 Carmelita 带回家照看。又过了 3 天，Carmelita 让 Sofia 来把 Mariana 带走，而此后的 4 个月中 Mariana 一直由 Sofia 和 Arturo 照看。Sofia 表示，在这段时间内，Mariana 的体重迅速增长，吃东西很好，而且前 7 周里都能够睡一整晚。

---

① 胎儿窘迫是指胎儿在宫内有缺氧的迹象，或是有其它因素危及到胎儿健康和生命。——译者注

Mariana 在 4 个月大的时候被 Carmelita 带了回去，Carmelita 同意 Mariana 可以在每周周末和她的爷爷奶奶在一起。此后，Sofia 开始每周去两次 Carmelita 的住处看望 Mariana，给孩子们带去食物和尿片。在此期间，Sofia 回忆说，Mariana "在她妈妈那儿的时候总是好像把自己缩在了一个壳里"。在此期间，Sofia 经常带 Mariana 去做体检，并且负责带她去看病。同时，Arturo 和 Sofia 不断地要求 Carmelita 允许他们收养 Mariana。

此后的 4 年半，这种抚养模式一直都在继续着。期间，Carmelita 偶尔会连续消失好几个月，把 Mariana 留给她的爷爷和奶奶照看。Sofia 和 Arturo 都认为 Carmelita 在消失期间一直都在吸毒。Sofia 在 Mariana16 个月大的时候给她断了奶，并且在她 2 岁半的时候轻松地帮她完成了如厕训练。

恰恰就在 Mariana 的 5 岁生日之前，Carmelita 带着两个孩子离开了住所，并在此后的 8 个月中不知去向。期间，Sofia 对她们的下落一无所知，但她却明确地表示 Mariana 在回到 Fallston 市的时候 "就好像变了一个人一样"。从此，在周末和 Sofia 一起住的时候，Mariana 有时会在她的床上囤积食物，还会一直哭到睡着为止。当被 Sofia 问起原因时，Mariana "显得很害怕，却并不做声"。

Carmelita 唯一告诉 Sofia 的是，"Mariana 在这段时间里去了幼儿园"。但是，Sofia 声称，当转年 Mariana 进入 Fallston 小学开始上一年级的时候，老师报告说 "她根本不明白学校里的事"，而且有可能以前从来没上过幼儿园。在学业方面 Mariana 很快就赶上了其他的孩子，但是在社交方面她却始终表现得很孤僻。

自从她们在大约 3 年前回到 Fallston 之后，Carmelita 就开始和数名男子有染，其中的 2 人甚至和母女 3 人同住过一间一居室的公寓。她先是在一个磨坊里打工过一小段时间，然后又去了一家快餐店，现在则是完全依靠政府的补助为生。

去年，Sofia 曾数次发现过 Mariana 身上的伤痕，Sofia 为此非常担心，但是 Mariana 却一再声称这些都只是由一些意外的事故导致的。六个月之前，Carmelita 警告 Sofia 说，如果再不停止对 Mariana 的询问，Sofia "将再也别想见到自己的孙女"。

在最近发生的这起烫伤事件之前，Mariana 正在 Fallston 小学读三年级。校方提供的报告显示，她在年初接受的全州标准测试中通过了所有科目的考试。在 Mariana 被从她的母亲那里带离之后，Sofia 把她送到了 St. Mary 小学，一座位于 Webster 的教会学校。她现在的老师报告说，Mariana "无法专心；经常下座位；而且就好像完全不记得该怎么去阅读一样。她经常主动找别的孩子打架，并且十分缺乏社交技能"。

Mariana 的疾病历史中尚未出现过任何的异常记录。在婴儿期，她的耳部反复出现过感染的情况，但没有证据显示这给她带来了任何持久的健康问题。目前，她一直都在中央医院接受针对烫伤的门诊治疗，她的医生报告说她的情况良好，恢复过程正常。鉴于她的母亲被怀疑有物质滥用的问题，Mariana 最近接受了 AIDS 测试，结果呈阴性。

作为儿童保护机构中 Mariana 这起案子的负责人，Daley 先生预测，Carmelita 不会在下个月的听证会中申请重获监护权。目前，儿童保护机构正在继续调查这起案子，并且将会在下周对 Mariana 进行访谈。他们现在还在评估是否有必要将 Alicia 也带离 Carmelita 的住处。

治疗信息

Mariana 每周会固定接受 1 次心理治疗。到目前为止，累计接受过 4 次个体治疗和 2 次有母亲参与的家庭治疗。Mariana 十分具有警惕性，语言表达能力较强，是个容易哭的小姑娘。她不断声称自己想妈妈，而且她不太明白为什么别人会说她的妈妈没有尽到照顾她的义务。她始终否认妈妈烫伤了自己，坚持说妈妈"在我跌倒在熨斗上的时候并不在家"。她还说她之所以被烫伤"是因为我很坏"。她希望"每天"都能来做心理治疗，而且她看起来能够从谈论那些痛苦事故的过程中得到安慰，不过她不断表示说自己是"因为不听妈妈的话"才被别人从妈妈那里带走的。

目前，Mariana 能够比较放松地谈论她的情感。但是，鉴于我们对她的早年经历和功能发展还所知甚少，此刻我对她预后的粗略判断为：大致良好。

DSM-III-R 诊断

轴 I：309.40 适应障碍（adjustment disorder），伴有情绪和行为紊乱。

轴 II：799.90 发育迟滞（deferred）。

轴 III：背部有烫伤的健康儿童。

轴 IV：心理社会应激源：躯体创伤，与母亲的突然分离。

严重程度：6- 极度（Extreme）。

轴 V：过去一年中表现出的最高功能水平：4- 普通（Fair）。

社工硕士 Susan Lukas

第十四章 下面的路该怎么走

14◇ *WHERE YOU GO FROM HERE*

不管你相不相信，在读完了这本书之后，在学会使用这些评估工具从而让你的临床工作技能得到了加强之后，在完成了第一份评估报告的撰写之后，其实，你也只是在整个治疗的过程中迈出了最初的一步而已。我们都希望，当你读到这里的时候，你不仅能比原来拥有更加放松和踏实的心态，而且也能对后续的治疗怀有更高的自信和兴致。然而，我们也希望，你现在已经意识到了，仅仅凭借意愿和能力是不能让来访者从心理治疗中获得帮助的。没有关心、尊重、兴趣和倾听，就没有心理治疗。不仅如此，面对着来访者与你之间在种族、文化、社会和情感体验方面的种种不同，一颗好奇心远远要比评价和批判来得重要。如果能够相信并且记住以上这两个观点，那么你不仅会变得越发热爱自己的工作，还会在未来成为一名非常优秀的心理治疗师。

本章试图以短小精悍的篇幅向你描绘一些未来的方向，告诉你一些在成为优秀治疗师的道路上可以去尝试和努力的途径。

如果你目前还在上学，那么你可以尽量选择一些与当前实习项目有关的课程，如，家庭治疗理论、儿童心理治疗等，这些课程的内容最好恰恰能够符合你在当下实践中对于知识的需要。如果你在当下甚至在今后都没有这种机会，那就找找那些正在选修这些课程的同学，问问他们愿不愿意把课堂笔记借给你抄一份。

对于本书涉及的任何一个主题，无论是在理论还是在实践方面，你都可以在文献中找到大量与之有关的内容进行参考。这些论文和期刊能够引领你在许多方面进行更深层次的探索，如临床、社会、伦理、文化、意识形态、道德等。你需要什么就可以去读什么。如果一本书或一份期刊无法满足你的求知欲，那就去多找几本。如果这样还是不能让你的所有问题得到答案，那就去查阅与心理治疗相关的其他专业领域的文献。换句话说，只要你有方法踏进一所还算像样的图书馆，就放开手脚去寻找吧，你肯定能找到自己想要的文献。

即使你现在不在学校，你照样可以继续自己的学习。在绝大多数城市里，你都可以找到各种各样的学术团体、学院、系列讲座和工作坊，它们能够为你提供接受继续教育或高级训练的机会。如果你在当前生活的环境中找不到这样的机会，你可以试着联系一下本领域中其他的治疗师，看看有没有机会参加一些类似同行成长、朋辈督导或团体督导的活动。也就是说，你可以定期同其他几位对临床工作的特定领域感兴趣的心理治疗师见面，一起讨论那些你们在理论和实践中遇到的问题。顺便提醒一句，一定不要忘了在谈及具体案例的时候对来访者的身份信息进行必要的伪装。

除此之外，不论现在你是一名学生还是一位全职心理治疗师，你都应该加入至少一个职业组织，这一点十分重要。这样做能够让你从组织中得到支持，让你的职业兴趣得到促进。而且，这些组织通常还会发行一些极为重要的出版物：如，伦理守则、实践标准，以及反应当前行业趋势的期刊。它们还会针对现今的政策改革、行业管理和社会活动为你提供一些实时通讯，甚至为你准备一份该组织的成员列表，让你能够轻松地找到本领域中同行的联系方式。

记住

没有关心、尊重、兴趣和倾听，就没有心理治疗。

除了这些显而易见的好处之外，加入职业组织还能够让你实时更新法律方面的信息，让你知道自己作为心理治疗师在法律上承担着哪些责任和义务。跟其他领域的法律相似，那些涉及心理治疗的法律法规一直都在改变、精练、扩展，甚至被推翻。如果某一个州颁布了新的法律法规，那么通常来说全国的政府最终都会对此进行采纳。那些昨天还没问题的做法也许明天就会触犯法律。即使今天你还只是一名学生，你也要时刻注意这些变化，因为它们最终将成为你的责任和义务的一部分。所以，对你来说比较明智的做法是，现在就开始学习和了解这些内容。

最后，我要强调的是，你所选择的职业具有一个最最显著的特点，那就是：它需要你去不断地学习。为了能够更好地理解你的来访者，更好地满足他们的需求，作为一名心理治疗师，你需要不断地完善自我，不停地学习进取。这既是这份工作对你的要求，也是这份工作给你带来的压力，更是这份工作为你赢得的荣耀。为了实现这一点，你将要为它口干舌燥、奋笔疾书、诲人不倦，乃至辗转反侧、朝思暮想、魂牵梦绕——可是，你也许永远都体会不到那种"啼鸦衰柳自无聊"或是"悔教夫婿觅封侯"的感觉。